现代卫生管理研究

蔡洁清 著

延吉·延边大学出版社

图书在版编目（CIP）数据

现代卫生管理研究 / 蔡洁清著. -- 延吉 ： 延边大
学出版社，2024. 9. -- ISBN 978-7-230-07160-4

Ⅰ．R19

中国国家版本馆 CIP 数据核字第 2024YQ9342 号

现代卫生管理研究

著　　者：蔡洁清

责任编辑：金倩倩

封面设计：文合文化

出版发行：延边大学出版社

社　　址：吉林省延吉市公园路 977 号

邮　　编：133002

网　　址：http://www.ydcbs.com

E-m a i l：ydcbs@ydcbs.com

电　　话：0433-2732435

传　　真：0433-2732434

发行电话：0433-2733056

印　　刷：三河市嵩川印刷有限公司

开　　本：787 mm×1092 mm　1/16

印　　张：12.25

字　　数：229 千字

版　　次：2024 年 9 月　第 1 版

印　　次：2025 年 1 月　第 1 次印刷

ISBN 978-7-230-07160-4

定　　价：62.00 元

前　　言

随着我国经济发展水平的不断提升，我国现代卫生事业也有了极大的发展，取得了显著的成效。伴随互联网时代的到来，人类进入了信息科学和生命科学的时代，计算机技术和人工智能的开发，推动着生命科学迅猛发展，我国现代卫生管理面临革命性变革。

从现代卫生管理事业的发展战略层面出发，我们需要科学地梳理我国卫生管理事业的内涵、内在规律，探析当前我国卫生管理领域存在的突出矛盾。尤其要了解医院这一卫生事业的主要载体，医院具有复杂企业的特性，也经常是一个矛盾的舞台。在卫生事业管理中，尤其要了解医院管理中存在的问题，从医患双方的角度理解医院的管理方式、制度、体系。除了医院的管理，公共卫生的服务管理、基层卫生服务管理也是与人民群众息息相关的两大方面。这两方面不仅事关人民，也关系着我国整体卫生事业的发展，尤其是基层卫生健康工作直接面对人民群众的基本医疗卫生需求，是最基本的公共服务。

本书基于现代卫生管理的系统性、科学性、前沿性和实务性要求，坚持问题导向、目标导向、需求导向，从理论方面系统论述了卫生管理学的形成与发展、卫生工作方针与卫生发展战略、卫生管理体制与运行机制、医疗保障制度等内容；从实践方面重点阐述了卫生资源管理、医疗服务管理、医院的管理、公共卫生服务管理、卫生应急管理、卫生科教管理等内容，旨在让读者了解我国卫生事业的发展趋势，掌握现代卫生管理的理论知识。

本书难免存在一家之言的局限，不足之处希望得到国内同行读者的反馈、建议和批评，以便再版时不断改正和完善，为培养人才、服务社会和助力医改做出更大贡献。

目　录

第一章　卫生管理学概论 ……………………………………… 1

　第一节　卫生管理学学科界定 ……………………………… 1

　第二节　卫生管理的理念、内容与方法 …………………… 5

　第三节　中国特色社会主义卫生健康事业 ………………… 8

　第四节　人群健康管理与实践探索 ………………………… 14

第二章　卫生工作方针、政策与发展战略 …………………… 26

　第一节　卫生工作方针的概念和基本内容 ………………… 26

　第二节　卫生政策法规 …………………………………… 30

　第三节　卫生发展战略 …………………………………… 34

第三章　医疗保障制度 ………………………………………… 38

　第一节　医疗保障制度概述 ……………………………… 38

　第二节　我国的医疗保障制度 …………………………… 43

第四章　卫生科教管理 ………………………………………… 49

　第一节　医学教育管理与卫生科技管理 ………………… 49

　第二节　高等医学院校的管理 …………………………… 59

　第三节　医院科教管理 …………………………………… 72

　第四节　医院人力资源管理 ……………………………… 91

　第五节　医院后勤管理 …………………………………… 101

第五章　卫生规划管理 ………………………………………… 111

　第一节　卫生规划概述 …………………………………… 111

　第二节　制定卫生规划的原则、依据和程序 …………… 113

　第三节　区域卫生规划 …………………………………… 117

第六章　卫生资源管理 ···**120**

第一节　卫生资源管理概述 ···120

第二节　卫生人力资源管理 ···123

第三节　卫生财力资源管理 ···126

第四节　卫生信息资源管理 ···130

第七章　医疗服务管理 ···**135**

第一节　医疗服务管理概述 ···135

第二节　卫生行业许可和准入管理 ···138

第三节　医疗质量控制与管理 ···141

第四节　医疗安全管理 ··148

第八章　公共卫生服务管理 ···**152**

第一节　公共卫生服务管理概述 ···152

第二节　公共卫生管理服务组织 ···154

第三节　公共卫生服务管理内容 ···156

第九章　基层卫生服务管理 ···**163**

第一节　基层卫生服务概述 ···163

第二节　基层卫生服务体系管理 ···169

第三节　基层卫生服务体系改革与发展 ···171

第十章　卫生应急管理 ···**174**

第一节　卫生应急管理概述 ···174

第二节　卫生应急管理法制、体制、机制 ···177

第三节　卫生应急管理过程与基本理论 ···182

第四节　卫生应急预案体系 ···183

参考文献 ···**187**

第一章　卫生管理学概论

第一节　卫生管理学学科界定

人类在抗拒、适应、征服和改造自然的实践中孕育、发展、完善了管理学。管理学是一门综合的学科，是从人类的管理实践中形成和发展起来的，由社会科学、自然科学和技术科学相互渗透而形成，特别是在全球已进入高度信息化、知识管理的大数据高度共享的今天，管理学越来越体现出它在推动社会进步中的重要作用。管理者是管理活动的主体。管理者的任务就是要设计并维持一种适宜并富有激励性的组织环境、制度安排、人文氛围，从而影响和协调不同社会成员，为他们提供有益的理论指导和实践指导。根据管理学的一般原理，尽管不同组织的管理要受到成员、资源、目标和环境等组织要素的特点的影响，但其管理的基本职能和任务是相似的，因而存在管理学中通用的基本原理和方法。但同时必须承认，随着生产率的提高，社会分工的演进，基于行业特征的管理学分支学科应运而生，并伴随着行业的不断进步、成熟和完善，从而形成了管理学基础理论与部门、行业管理学科交相辉映、相互补充的学科体系。卫生事业是社会事业这个大系统中的重要领域，事关民族兴盛，涉及千家万户，承载社会公平。卫生事业的发展催生了卫生管理学的建立，卫生管理学的发展又反哺了卫生事业的进步。

一、卫生管理学概念

卫生管理学是管理学的一门分支学科，是以增进社会全体成员的健康水平为目的，以研究如何制定适宜的卫生政策、建立合理的卫生组织架构、设计公平的卫生保健制度、提出高效的资源配置方法等为手段，以实施全新的卫生管理体制和运行机制等为载体，进而实现卫生事业步入科学化、规范化管理的一门应用学科。[①]

二、我国卫生管理学的学科内涵和基本特征

卫生管理学是研究卫生事业发展规律的学科。我国卫生管理学的学科内涵在于以促进我国经济社会协调发展为根本，以实现社会全体成员健康需求为目标，以中国的国情为基础，以国际卫生改革发展的成功经验为参考，研究适合中国国情的卫生事业管理的基本理论、政策、方法、组织、资源、信息等内容，它的要义在于用中国式卫生管理的理念、方法来解决中国卫生事业发展的问题。卫生管理学是运用管理科学的理论和方法来探索如何通过最佳的卫生服务，最大限度地保障人民健康的一门应用科学。因此，它具有下列特征：

（一）交叉性

在人类历史上，自从有了生产活动，就有了管理活动。管理活动的出现促使人们对来自生产活动的经验加以总结，进而形成了管理学这门科学、严谨的学科。随着经济社会的发展，劳动生产率的提高，社会分工的演进，人类管理活动不断向多样化、专业化、精细化发展。管理学的理论与各行各业丰富多彩的实践活动的对接，孕育、产生、发展出了一系列管理学的分支学科，其中，管理学理论与卫生管理这个领域的交叉，促使卫生管理学萌芽的产生。

（二）桥梁性

卫生管理学来源于管理学，同时它又区别于部门管理学，它是介于管理学基础与部门管理学之间的一门桥梁学科。管理学是从管理的一般意义上研究管理学的基础理论，部门管理学则是研究具体部门的管理发展与运行规律，如医院管理学等。管理学是卫生管理学学科之源，部门管理学是卫生管理学学科之流。

---

① 乔学斌,王长青.卫生管理学[M].北京：中国中医药出版社有限公司,2023.

（三）应用性

卫生管理是通过对卫生资源有效计划、组织、领导、协调、控制等过程，达到组织的卫生管理目标。"有效"是指既要注重公平，又要关注效率；既要注重效率，又要关注效果。所有这些要求，都说明卫生管理是一门具有明显应用性的学科体系。

（四）发展性

任何学科都是发展变化着的，特别是在中国社会经济迅速发展，卫生事业改革加速推进，地区发展状况尚不平衡，人民群众健康需求日益增长，社会成员个人诉求多样化的今天，卫生管理学科要因需而变，因时而变，因地而变，因人而变。

（五）独特性

一门学科的形成和发展，离不开独特的社会环境、制度土壤、文化根基。我们今天讲授的卫生管理学是研究与中国国情相适应的卫生管理理论，研究与我国社会制度相适应的卫生组织管理的方法，即研究中国特色卫生事业发展规律的科学，所以，它具有学科的独特性。

三、对卫生管理学有贡献的相关学科

卫生管理学作为一门具有交叉性、桥梁性、应用性、发展性和独特性的管理学科，它是在管理科学、经济学、法学、社会学、心理学、公共卫生学、数理与统计学等相关学科基础上建立起来的。对它有主要贡献的学科包括管理学、心理学、卫生经济学、卫生法学、社会医学、卫生统计与流行病学等。

（一）管理学

管理学是研究各领域、各项管理工作中普遍适用的原理和方法的科学，它是所有部门或者行业管理学的根基。如果说部门或者行业管理学是一栋大楼中五光十色的不同房间，那么，管理学就是大楼的基础。卫生管理学是管理学在卫生事业领域中的具体应用。计划、组织、领导、控制、创新等管理学的基本手段同样是卫生管理的基本手段，对提高卫生事业的管理水平具有重大影响。

（二）心理学

心理学是一门对人和其他动物的行为进行测量和解释，有时还包括对行为进行改变的科学，它关注的是研究和理解个体的行为。心理学中的学习心理、人格心理等知识要素，都对卫生管理学做出了贡献，并将继续为该领域补充新的知识。心理学中不断成熟的学习理论、情绪调控、需要和动机、工作满意度、决策过程、绩效评估、态度测量、员工选择等理论与方法将使卫生管理学获得新的科学营养。

（三）卫生经济学

卫生经济学是经济学一门分支学科，是卫生服务领域中的经济学。它运用经济学的原理和方法研究卫生服务过程中的经济活动和经济关系，以达到最优地筹集、开发、分配和使用卫生资源，提高卫生服务的社会效益和经济效益。卫生经济学是近年来卫生管理过程中十分活跃的一门学科。它对于卫生管理的贡献特别体现在卫生管理决策的数据化、精细化、科学化上，使普通的数据在卫生管理的过程中绽放出科学的光彩。

（四）卫生法学

依法行政是现代社会文明进步的标志。卫生行业是一个高风险的特殊服务领域，对法治精神的敬畏显得十分重要和迫切。卫生法学是医学等学科知识和法学结合的一门交叉学科，其主要任务是将医药卫生与法学的基本理论结合起来，以解决医学实践中的法律问题，改进疾病防治措施，促进卫生事业发展。法制管理是卫生管理的手段之一，卫生法律法规是卫生管理工作的活动准则，是实施卫生管理工作的具体依据。因而，卫生法学紧紧伴随着卫生管理的整个过程。

（五）社会医学

社会医学与卫生事业管理相伴相生，在原有的学科体系分类中，相互结合为一个学科，随着研究范围的不断扩大，研究深度的不断增加，在 20 世纪 80 年代后期才分为两个学科。这两个学科的基本任务都是根据人群的健康需求，合理配置和利用卫生资源，组织卫生服务，提高卫生事业的管理水平。不同之处在于社会医学侧重研究社会因素与疾病之间的相互联系及其规律，提出用社会医学的处方改善卫生服务策略与措施；卫生管理学则主要研究卫生管理的方针政策、组织结构、保障制度、运行机制。因此，两门学科既有区别，又相互联系，理论可以相互借鉴，方法可以相互共享。

（六）卫生统计与流行病学

卫生统计与流行病学是用卫生统计学的方法和工具，研究人群中疾病与健康状况的分布及其影响因素，提出防治疾病及促进健康的策略和措施的科学。卫生统计与流行病学既是预防医学的一门基本课程，也是现代医学中一门具有广泛应用性的方法学科。卫生管理学经常运用卫生统计与流行病学方法评价、分析卫生事业领域中某些问题和现象，从而提出相应的对策与建议。如社区卫生诊断，传染病、慢性病的防治等都要运用流行病学方法，卫生统计与流行病学是卫生管理学常用的研究方法之一。

第二节　卫生管理的理念、内容与方法

一、卫生管理的基本理念

（一）系统的理念

卫生管理是一个复杂的系统。在管理理念上，它体现了一定历史阶段的政治制度、社会观念、科学技术的进步程度；在管理对象上，涉及卫生系统内部和外部人、财、物、时间、信息、知识的管理；在管理效果评估中，它既关注效率，更追求公平。所以，系统化的思维是卫生管理的基本理念之一。

（二）改革的理念

随着经济社会的发展，科学技术的进步，社会成员对优质卫生服务的向往，卫生管理具备了良好的外部发展环境。中国卫生事业既充满机遇，又面临挑战，在纷繁复杂的卫生管理实践中，必须坚持三个不变：一是坚持走适合中国国情的卫生改革发展道路不能变；二是向全体社会成员提供优质卫生服务的公益性宗旨不能变；三是发挥我国特有的制度优势，吸收市场经济的合理要素，不断深化改革的方向不能变。

（三）开放的理念

卫生管理是社会管理的一个特殊领域，它是社会管理这个复杂的大系统中的一个子系统。站在当下中国卫生改革发展的时空中，在全球的坐标中，应紧密追踪国际卫生改革的成功经验，用国际社会证明行之有效的理论和方法优化我国卫生管理的路径，用先进的管理方法提升卫生管理和卫生服务的职业精神。

二、卫生管理的主要内容与方法

卫生管理的主要内容为卫生管理政策制定、卫生服务的可供给性研究、卫生服务区域规划管理、卫生服务的资源管理等方面。

（一）卫生管理政策制定

卫生管理政策制定主要依靠行政手段、法律手段和经济手段。行政手段是政府实现宏观调控的重要手段，它的目的在于按照卫生服务发展的客观要求，既要保证让各卫生机构的各项经营管理工作顺利进行，又要保证国家在宏观层面对卫生服务的有效管理，以保障卫生服务的有序进行，避免卫生资源的浪费。

法律手段是指政府运用卫生法律，规范卫生服务市场的运行，以实现对卫生服务市场进行宏观调控的目标，是政府实现宏观调控的重要途径。法律手段的核心内容是依法调整国家、卫生机构及从业人员和患者之间的利益关系。它通过各种法律法规来纠正或否定各种逐利行为，引导和控制卫生服务体系健康运行。

经济手段是政府运用经济杠杆指导和影响卫生机构规范运行的各种规定、准则和措施。在市场经济条件下，各卫生机构的业务行为都在一定程度上表现为经济利益关系。政府利用经济杠杆影响各卫生机构的经济利益关系，从而引导他们更好地处理社会效益与经济效益的关系，调动各方面的积极性、主动性和责任感，使卫生机构的经营活动更符合社会目标，以保证社会宏观目标的实现。[1]

（二）卫生服务的可供给性研究

我国卫生事业是政府实行一定福利政策的社会公益事业。政府对发展卫生事业负有

---

[1] 乔学斌,王长青.卫生管理学[M].北京：中国中医药出版社有限公司,2023.

重要责任。社会主义卫生事业的重要地位和作用以及市场在卫生服务领域作用的局限性，决定了政府必然成为卫生事业的筹资主体、卫生机构建设主体和公共卫生服务费用的支付主体。同时，政府是卫生服务的组织者，包括建立社会医疗保障制度，扩大医疗保险的覆盖面；维护和完善卫生服务市场体系；建立合理的卫生管理体制和运行机制，以保证卫生服务市场的健康发展。另外，政府还是卫生服务的宏观调控者，政府对卫生服务的宏观调控就是要运用调控手段，保证卫生事业发展与国民经济和社会发展相协调，人民健康保障水平与经济发展水平相适应，建立起具有中国特色的包括公共卫生服务、医疗保障、卫生执法监督的大卫生体系，基本实现人人享有基本卫生保健，不断提高人民群众的健康水平。

（三）卫生服务区域规划管理

区域卫生规划是一定区域内卫生发展的规划与愿景。其基本要求是：在一定的区域范围内，根据经济发展、人口数量与结构、自然环境、居民的主要卫生问题和不同的卫生需求等因素，确定区域内卫生发展的目标、模式、规模和速度，统筹规划和合理配置卫生资源，力求通过符合成本的干预措施和协调发展战略，提高区域内的卫生综合服务能力，向全体人民提供公平、有效的卫生服务。

（四）卫生服务的资源管理

卫生服务的基本任务是满足人群的预防、保健、基本医疗、康复的需要，而要完成这一任务，必须有充足的资源做保障。卫生资源主要有卫生人力资源、财力资源、信息资源。如何合理筹集、分配和使用卫生资源，是卫生管理的一项重要内容。

1.人力资源管理

卫生人力资源是以提高人民健康水平、改善人体素质和延长寿命为目标的国家卫生服务系统多种资源中的一种最重要的资源，包含已经在卫生服务岗位上工作的人员和正在接受训练的人员。卫生人力资源管理必须和提供服务以及改善健康这个根本目的相结合。

2.财力资源管理

财力资源管理是指卫生服务过程中资金筹集、分配和使用的过程。卫生总费用是卫生资源筹集的货币表现，卫生总费用是一个国家或地区的卫生领域在一定时期内（通常指 1 年），为了提供卫生服务所筹集或支出的卫生资源的货币表现。从资金来源的角度分析，卫生总费用是政府、社会和居民个人为了接受各种卫生服务而支付的费用，包括政府卫生支出、社会卫生支出、个人卫生支出。从实际使用的角度分析，卫生总费用是卫生服务的提供者，包括医院、社区卫生服务中心、疾病控制中心、妇幼保健院、卫生所、卫生室和定点零售药店，在提供各种卫生服务时消耗的费用，包括医疗服务费用、公共卫生费用、医学科研教育费用和其他卫生费用。

3.信息资源管理

卫生服务不可缺少的前提是了解信息，信息已经成为当今社会发展最重要的资源之一。完善信息收集系统，提供充分情报，既可以用于卫生管理与卫生决策，又可用于卫生管理过程的全方位研究。

第三节　中国特色社会主义卫生健康事业

一、中国卫生事业的性质

我国卫生事业是政府实行一定福利政策的社会公益事业。实行一定福利政策的社会公益事业，有两层含义：其一，卫生事业的公益性。在社会主义市场经济条件下，我国卫生事业是使全体社会成员共同受益的公共事业，也正因为这一点决定了它的非营利性。非营利性的实质就是所得利润不用于投资者的回报，而只能用于事业本身的建设和发展。其二，政府对卫生事业实行一定福利政策，为群众购买卫生服务。我国卫生事业是提供防病治病的特殊服务，其目的是提高全体社会成员的健康水平，这种特殊的服务有相当一部分是公共产品和公共管理，这些产品和管理内容是为全体社会成员管理的，是人人都可以受益的，如重大疾病的防治，公共卫生管理机构和设施建设，公共卫生执法监督、监测，妇女、儿童、老人、残疾人、贫困人口等弱势人群的医疗保健和医疗救助等，而且这些产品和管理是不能谋取利益和收取投资回报的。在阐述和分析我国卫生事业性质的过程中，有必要明确下列几个概念：

（一）政府主导与政府主办

2009 年 4 月，中共中央、国务院发布的《关于深化医药卫生体制改革的意见》中指出："坚持公平与效率统一，政府主导与发挥市场机制作用相结合。强化政府在基本医疗卫生制度中的责任，加强政府在制度、规划、筹资、管理、监管等方面的职责，维护公共医疗卫生的公益性，促进公平公正。建立政府主导的多元卫生投入机制。明确政府、社会与个人的卫生投入责任。确立政府在提供公共卫生和基本医疗服务中的主导地位。"可见，实现公立医疗机构公共利益性，政府在其中承担的责任则体现为发挥主导作用。但是，政府主导是否就是简单的等于政府主办？政府主导就是政府引导和规范公立医疗机构向公共利益性发展的责任，体现一种新时期的执政理念，应理解为政府为促使公立医疗机构公共利益性的实现，所要采取的各种手段，如制定科学的规划、积极的融资、合理的评估、正确的监管等。政府主导的方式可以多样化，可在公益医疗服务的生产、提供、消费的链条中选择合适的角色定位。

（二）公益性与市场化

公益性所反映的是公众的利益和社会公共的利益，关注的是人权、民本、民生。市场性一般可以理解为主体性、交换性、竞争性、优质性、规则性的集合，市场化更直接反映的是市场主体的利益，关注的往往是实际的效益和经济的利益。从一定意义上讲，市场和公益归属于不同的范畴，市场一般归属于经济范畴，公益一般归属于社会范畴。然而，公益性不是抽象的，它植根于现实的市场与社会的土壤之中。我国建立在公有制基础之上的社会主义市场经济，其宗旨是以崭新的社会形态，以求最大限度地满足人们的基本物质要求和精神需要，实现社会福利的共享。实现社会福利共享的基础是公益性资源的供给。在市场化进程中，公益品具有天然的紧缺性。如果缺乏社会的制度约束，任公益性产品完全按照市场化商品来运作，其原有的公益性价格就会受到扭曲。一旦公益性产品被使用和消费的价格超过了公众可承受的临界点，就容易造成社会供需之间的尖锐矛盾，引发广泛的社会利益冲突。[①]

---

① 马月霞,代宝珍.从健康管理走向健康治理：基本医疗保险与公共卫生服务体系协同发展路径研究[J].中国农村卫生事业管理,2023,43(02):78-84.

（三）公益性与福利性

新中国成立初始，医疗卫生管理事业被公认为是福利性的，认为政府应该在公共卫生、疾病预防和医疗管理中承担责任，同期的医院性质也为福利性。到改革开放以后，社会各界对卫生管理事业性质产生了分歧。20世纪90年代初期，卫生事业是"有公益性的社会福利事业"逐渐成为主导性看法。到1997年的《中共中央、国务院关于卫生改革与发展的决定》，把我国卫生事业界定为社会公益事业，明确卫生事业以公益性为主，福利性为辅，公立机构作为卫生事业公益性的主要实践者，也自然而然确立了其公益的性质。《关于深化医药卫生体制改革的意见》中又一次提出，"从改革方案设计、卫生制度建立到服务体系建设都要遵循公益性的原则""公立医院要遵循公益性质和社会效益原则"。这表明，公益性已经成为公立医院改革和发展不可动摇的方向。

公益和福利存在许多相似之处，很容易混淆，两者的共通之处在于：公益和福利事业均是善事，是具有利他主义的社会管理。而且，公益、福利事业的范围都属于公共事业、社会管理、社会福利和特定领域的管理。二者的差别主要体现为：在哲学基础上，公益性强调人道、人本、人文主义，福利性主要强调国家责任与社会职能。从目标上看，公益性追求互助互爱，无私奉献，福利性追求社会公平与社会平等；从管理性质上看，公益性属于社会利他主义的无私奉献，福利性强调国家和政府的职责，体现为共同福利；从服务提供上看，公益性以多种行为提供为主，福利性以政府提供为主；从资金来源上看，公益性主要来自政府、企业、非政府组织等，福利性主要来自政府的财政预算等。

二、中国卫生事业发展的机遇

健康是人全面发展的基础，是经济社会发展的基石。没有全民健康，就没有全面小康。卫生事业在经济社会发展全局中居于重要的地位。2009年，中国启动了新一轮医药卫生体制改革，明确到2020年健全基本医疗卫生制度，实现人人享有基本医疗卫生服务的目标。我国按照保基本、强基层、建机制的基本原则，遵循统筹安排、突出重点、循序推进的改革路径，着力推进基本医疗保障制度、基本药物制度、基层医疗服务体系、基本公共卫生服务和公立医院改革试点等五项重点任务。经过各方面的共同努力，改革取得了显著进展：截至2023年末，基本医疗保险参保人数约13.34亿人，参保覆盖面稳定在95%左右，组织起了世界上最大的全民医保网，人民群众看病就医有了基本的保障。

2023 年共有 126 种药品新纳入医保药品目录，其中有 57 个药品实现了"当年获批、当年纳入目录"，用药品种和数量得到保证，药价大幅降低。城乡基层医疗卫生机构的管理水平显著提升。总体来看，改革势头良好，成效逐渐显现，人民群众看病就医的公平性、可及性、便利性得到改善，看病难、看病贵问题有所缓解，也为扩大国内需求、促进经济发展创造了好的条件。

三、中国卫生事业发展面对的挑战

新中国成立七十多年来，我国卫生事业取得了举世公认的成就。世界卫生组织曾经赞誉我国用最低廉的成本保护了世界上最多人口的健康。改革开放和现代化建设以来，我国卫生事业获得了长足的发展。但是随着社会经济的发展，我国卫生事业发展仍然存在卫生管理体系与人民日益增长的健康需求不适应的矛盾，仍然存在着卫生事业发展不全面、不协调的问题。主要体现在以下几个方面：

（一）国民健康面临更大压力

要求人人享有基本医疗卫生服务，提高全民健康水平，是全面建成小康社会的重要目标。同时，我国经济社会转型中呈现的快速全球化、工业化、城镇化、人口老龄化和生活方式的变化，不但使食品药品安全、饮水安全、职业安全和环境问题成为重大健康危险因素，而且使国民同时面临重大传染病和慢性非传染性疾病的双重威胁，为保障国民健康带来新的压力。

（二）不同人群之间差异显著

虽然我国人均预期寿命已由新中国成立初期的 35 岁提高到 2023 年的 78.6 岁，但不同地域和人群间的健康差异较为显著。卫生资源配置不均衡，每千人医师数和病床数、人均医疗支出等指标因各地经济社会发展水平不同而有所差异。

（三）重大健康问题突出

目前病毒性肝炎、结核病、艾滋病等患病率仍呈上升趋势，成为我国传染病防控所面临的突出问题。同时，慢性病患病率和死亡率不断上升，重大地方病与其他感染性疾病尚未得到有效控制，母婴疾病与营养不良不容忽视，食品、药品安全等问题日益显现，严重威胁人民群众的身体健康和生命安全。

（四）健康危险因素的影响持续扩大

目前，烟草使用、身体活动不足、膳食不合理、过量饮酒等不健康生活方式与行为在我国处于高水平流行或呈进行性上升趋势。同时，环境污染加重也对健康带来严重危害。

（五）优质医疗卫生服务资源仍然不足

随着经济持续快速增长，人民群众的健康需求越来越高，但我国优质卫生资源总量仍然不足，结构不合理，卫生服务的公平性和可及性仍然较差，给构建和谐社会带来严峻挑战。

（六）公共政策存在滞后性

公共卫生、医疗服务和药物政策在制定、调整等方面滞后甚或缺如，执行力度也不够，难以适应我国健康状况转型的需要。

四、中国卫生事业改革的基本方向

"健康中国 2030"的具体战略目标是：到 2030 年，促进全民健康的制度体系更加完善，健康领域发展更加协调，健康生活方式得到普及，健康服务质量和健康保障水平不断提高，健康产业繁荣发展，基本实现健康公平，主要健康指标进入高收入国家行列。到 2050 年，建成与社会主义现代化国家相适应的健康国家。具体改革方向包括以下几个方面：

（一）推进基本公共卫生服务均等化

继续实施完善国家基本公共卫生服务项目和重大公共卫生服务项目，加强疾病经济负担研究，适时调整项目经费标准，不断丰富和拓展服务内容，提高服务质量，使城乡居民享有均等化的基本公共卫生服务，做好流动人口基本公共卫生计生服务均等化工作。

（二）完善医疗卫生服务体系

全面建成体系完整、分工明确、功能互补、密切协作、运行高效的整合型医疗卫生服务体系。县和市域内基本医疗卫生资源按常住人口和服务半径合理布局，实现人人享有均等化的基本医疗卫生服务；省级及以上分区域统筹配置，整合推进区域医疗资源共享，基本实现优质医疗卫生资源配置均衡化，省域内人人享有均质化的危急重症、疑难病症诊疗和专科医疗服务。

（三）提高中医药服务能力

实施中医临床优势培育工程，强化中医药防治优势病种研究，加强中西医结合，提高重大疑难病、危急重症临床疗效。大力发展中医非药物疗法，使其在常见病、多发病和慢性病防治中发挥独特作用。发展中医特色康复服务。健全覆盖城乡的中医医疗保健服务体系。在乡镇卫生院和社区卫生服务中心建立中医馆、国医堂等中医综合服务区，推广适宜技术，所有基层医疗卫生机构都能够提供中医药服务。促进民族医药发展。

（四）完善全民医保体系

健全以基本医疗保障为主体、其他多种形式补充保险和商业健康保险为补充的多层次医疗保障体系。整合城乡居民基本医保制度和经办管理。健全基本医疗保险稳定可持续筹资和待遇水平调整机制，实现基金中长期精算平衡。完善医保缴费参保政策，均衡单位和个人缴费负担，合理确定政府与个人分担比例。改进职工医保个人账户，开展门诊统筹。进一步健全重特大疾病医疗保障机制，加强基本医保、城乡居民大病保险、商业健康保险与医疗救助等的有效衔接。

（五）优化多元办医格局

进一步优化政策环境，优先支持社会力量举办非营利性医疗机构，推进和实现非营利性民营医院与公立医院同等待遇。鼓励医师利用业余时间、退休医师到基层医疗卫生机构执业或开设工作室。个体诊所设置不受规划布局限制。破除社会力量进入医疗领域的不合理限制和隐性壁垒。逐步扩大外资兴办医疗机构的范围。加大政府购买服务的力度，支持保险业投资、设立医疗机构，推动非公立医疗机构向高水平、规模化方向发展，鼓励发展专业性医院管理集团。加强政府监管、行业自律与社会监督，促进非公立医疗机构规范发展。

（六）全面深化医药卫生体制改革

加快建立更加成熟定型的基本医疗卫生制度，维护公共医疗卫生的公益性，有效控制医药费用不合理增长，不断解决群众看病就医问题。推进政事分开、管办分开，理顺公立医疗卫生机构与政府的关系，建立现代公立医院管理制度。清晰划分中央和地方以及地方各级政府医药卫生管理事权，实施属地化和全行业管理。推进军队医院参加城市公立医院改革、纳入国家分级诊疗体系工作。健全卫生计生全行业综合监管体系。

（七）加强国际交流合作

实施中国全球卫生战略，全方位积极推进人口健康领域的国际合作。以双边合作机制为基础，创新合作模式，加强人文交流，促进我国和"一带一路"沿线国家卫生合作。加强南南合作，落实中非公共卫生合作计划，继续向发展中国家派遣医疗队员，重点加强包括妇幼保健在内的医疗援助，重点支持疾病预防控制体系建设。加强中医药国际交流与合作。充分利用国家高层战略对话机制，将卫生纳入大国外交议程。积极参与全球卫生治理，在相关国际标准、规范、指南等的研究、谈判与制定中发挥影响，提升健康领域国际影响力和制度性话语权。

第四节　人群健康管理与实践探索

一、健康管理的内涵

世界卫生组织明确提出：人的健康与长寿，遗传占15%，社会因素占10%，医疗条件占8%，环境因素占7%，而60%的成分取决于个人。也就是说，健康掌握在个人的手中。健康管理新理念就是变人类健康被动管理为主动管理，并帮助人们科学地恢复健康、维护健康、促进健康。一个人从健康到疾病要经历一个发展过程。一般来说，是从低风险状态，高危险状态，早期病变，出现临床症状，形成疾病。这个过程可以很长，往往需要几年甚至十几年，乃至几十年的时间。期间的变化多数不被轻易地察觉，各阶段之间也无截然的界限。健康管理主要是在形成疾病以前进行有针对性的预防干预，可成功地阻断、延缓，甚至逆转疾病的发生和发展进程，从而实现维护健康的目的。[①]

健康管理的价值就是针对相对健康的人群，患有小病的人群和患有大病的人群，采取不同的科学方法确认和去除健康危险因素以达到维护和促进健康的目的。确认和去除健康危险因素，这是现有医疗卫生体系没有提供的，是国人健康迫切需要的，代表的是先进的生物—心理—社会—环境医学模式。因此，这是健康管理的实质。

二、人群健康管理预防与服务

基本健康管理的目的是通过对群体、个体进行基本健康管理，使服务对象及时了解自己的健康状况和患慢性病的风险；掌握预防和控制慢性病危险因素的健康知识、技能，促进形成健康的生活方式，提高自我保健能力。基本健康管理的周期一般为1年。

（一）收集健康信息

健康管理师向服务对象介绍基本健康管理的目的、内容、要点。发放电子或书面健康信息调查表，健康管理师指导或协助填写个人健康信息调查表。为进行健康评估，收集服务对象近期体检结果。对未进行健康体检者组织体检，同时发放体检温馨提示，提示体检注意事项。体检基本项目包括身高、体重、腰围、血压、空腹血糖、总胆固醇、甘油三酯、高密度脂蛋白、低密度脂蛋白、血尿酸。

（二）建立电子档案并进行保管

健康管理师负责建立永久性个人电子健康管理档案，该档案中包括体检数据、家族病史、生活习惯、饮食、运动状况、个人疾病史及医师处方等所有健康相关信息。可在工作时间提供电话或上门查询，随时更新健康档案信息。

[①] 田惠光,张建宁.健康管理与慢病防控[M].北京：人民卫生出版社,2017.

（三）健康风险评估

健康管理师利用商业化的计算机软件对每一位服务对象进行健康风险评估。健康风险评估的内容：

1.个人健康信息汇总

全面汇总服务对象目前健康状况、疾病史、家族史、饮食习惯、体力活动情况、生活方式及体检结果的异常信息，同时，针对目前存在的健康风险因素进行专业提示。

2.生活方式评估报告

综合分析服务对象的整体生活方式，并通过生活方式得分获得评价健康年龄。

3.疾病风险评估报告

对服务对象未来5～10年患某些疾病（肺癌、高血压、糖尿病、缺血性心血管疾病）的风险进行预测，并提示主要相关的风险因素及可改善的危险因素。

4.危险因素重点提示

评估出服务对象目前存在的可改变的健康危险因素、这些因素对健康的危害、其对应的理想范围、控制这些危险因素将为降低疾病风险所贡献的力量等。通过健康风险评估可以帮助服务对象全面地认识自身的健康风险；制订个性化的健康干预计划，鼓励和帮助服务对象改善不良的饮食、运动习惯和生活方式。

（四）制订健康改善计划

针对健康风险评估的结果，按照健康"四大基石"，根据个体自身情况制订健康管理计划。健康改善计划的制订和指导服务对象实施计划是健康管理的关键。目前健康改进计划多数设定在膳食营养与运动的项目上，对其他不合理生活方式的干预都是根据个体情况在干预追踪中落实。

1.个性化膳食处方

根据服务对象当前健康与运动情况，建议一日三餐应摄取的热量及食物搭配、分量描述及等值食物交换等。

2.个性化运动处方

根据服务对象当前健康状况，制订一周运动计划，给出不同运动内容（有氧运动、力量练习、柔韧性练习）的建议运动方式、运动频率和运动强度。

3.健康管理师要进行健康计划指导咨询

至少对服务对象提供一次面对面专家健康咨询，讲解健康风险评估结果和健康改善计划。

（五）开展多种形式的健康教育

健康教育主要是结合服务对象的健康需求和健康问题，通过以下方式提供健康知识：

1.健康科普读物

定期发送电子健康科普读物，发放健康读物印刷品，提供健康知识、国内外发生的与健康有关的事件、健康预警等。

2.温馨短信

利用短信、微信，定期发放有关健康内容的温馨提示、指导等。

3.健康大讲堂

根据需求，组织健康讲座，请专家介绍健康知识和技能，达到健康教育的目的。

4.专题健康咨询

根据需求，进行专题健康咨询，由医疗、营养、运动、心理、中医保健等专家进行有针对性的咨询指导和改善健康的实践体验。

5.组织大型健康娱乐活动

活动包括健康讲座、健康咨询、健康知识竞赛、发放健康手册、无创健康检测、音乐疗法体验、保健品展示等。

6.开通健康咨询电话，提供健康咨询

咨询内容包括营养、运动、养生保健、慢性病预防与控制、健康管理等基本健康知识；常见传染病预防与控制知识等。

（六）健康管理综合分析

每年进行一次群体的健康情况综合分析，包括健康行为及生活方式评估，体检结果分析和影响健康的相关因素分析等。

三、亚健康状态健康管理

亚健康状态健康管理的目的，是通过分析评估确定亚健康状态的症状与原因，采取相应的干预措施改善、缓解亚健康症状；掌握预防与控制亚健康的健康知识、技能，促进形成健康的生活方式，提高自我保健能力。亚健康状态健康管理的周期根据需求确定。

（一）收集健康信息

收集基本健康信息；通过采取量表评估、血液检测、仪器检测确定亚健康状态的主要问题，分析造成亚健康状态的原因。

（二）建立电子档案并进行保管

健康管理师负责建立永久性个人电子健康管理档案，该档案中包括基本健康信息、亚健康状态评估、分析等所有健康相关信息。

（三）制订健康改善计划

根据亚健康状态分析结果，由健康管理师安排相适应的健康改善活动。

（四）开展健康管理活动

针对服务对象亚健康状态的问题和需求，采取以下适宜的健康管理项目：

1.膳食指导

进行膳食调查，分析；由营养师制定个性化的饮食方案；根据各种危险因素的营养治疗原则，制定营养干预方案；制定中医食疗方案；指导合理平衡膳食。

2.运动技能和方法指导

根据个体情况指导开展运动项目；由运动专家对运动方式、方法、运动不适时的紧急处理进行指导；通过佩戴能量仪，对运动和能量消耗进行分析，帮助确定有效运动方式和时间。

3.心理辅导

由心理专家根据个体情况进行心理咨询辅导，缓解心理压力。

4.音乐理疗

由音乐治疗专家根据个体情况制定音乐疗法的课程、内容，进行适宜的音乐理疗缓解心理压力，改善睡眠等。

5.中医疗法

首先用专业软件进行中医体质辨识，根据个人体质、健康状况、季节等因素，由中医专家制定个性化的中医药养生调理方案，进行中医养生指导。结合健康需求，进行推拿、按摩、刮痧、拔罐，调整机体功能，改善机体不适状况。

6.物理疗法

结合健康需求，用物理疗法改善局部的不适感及症状，如颈、肩、腰、腿痛等。

7.保健品选择指导

根据个体健康状况，指导选择适宜的保健食品、用品，讲解保健品的使用方法和功效。

8.牙齿保健

在专业口腔医疗机构，每年进行一次口腔检查与清洁牙齿。

9.进行健康改善评估

主要包括健康水平的全面评估、医学健康指标改善评估、针对性评估。

四、慢性病危险因素专项健康管理

在基本健康管理的基础上，对发现有慢性疾病危险因素的管理对象进行专项健康管理。通过有针对性、系统的健康管理活动，使管理对象增加健康知识、纠正不健康的生活方式，自觉地采纳有益于健康的行为和生活方式，消除或减轻影响健康的危险因素，预防或推迟疾病的发生。健康管理时间一般为3个月的强化健康管理和9个月巩固期的随访管理。慢性病危险因素专项干预的技术依据为国家制定的相应技术指南。

（一）健康评估

为每一位健康管理对象配备专门的健康管理师。在健康管理前由医生收集管理对象的健康信息调查表、体检结果，采用健康评估软件对管理对象进行健康评估、危险因素预警。根据健康评估结果，健康管理师制订全过程跟踪、个性化的健康改善计划，确定符合管理对象健康需求的强化干预和健康维护的健康管理项目，向健康管理对象详细介绍计划。

（二）强化健康管理

健康管理师要指导管理对象进行全过程的健康管理，及时了解管理对象的健康状态、健康改善情况，及时完善健康档案及指导方案。强化健康管理目标：第一个月：通过 4 次健康管理指导，使管理对象掌握合理膳食基本知识，了解自己膳食存在的主要问题及解决方法；学会适量规范运动，包括运动习惯、运动量、有效运动量。健康管理师和管理对象互动，医务人员要以诚恳热情的态度，科学优质的服务，调动管理对象的主观能动性和依从性，积极参加到管理中来。第二个月：管理对象能够执行规范的膳食、运动处方，实现能量平衡。在医生指导下，改进其他不良生活习惯。第三个月：管理对象能够巩固各项干预措施，建立起健康的生活方式，降低、减少健康危险因素。同时采用健康管理软件对管理对象的膳食和运动情况进行分析。

（三）巩固期随访健康管理

巩固期健康管理的时间，从第 4 个月开始到第 12 个月结束。根据具体情况确定随访方法，每 1 个月随访 1 次。随访内容为通过电话随访，继续跟踪指导，主要是检查、巩固强化管理期的成果，鼓励管理对象坚持健康的生活方式；利用短信、微信发送健康信息；发放健康知识资料；鼓励管理对象每 3 个月进行一次无创血液检查，了解危险因素变化情况；必要时进行面对面指导。在健康管理过程中，根据健康需求和管理对象要求，进行血压、血糖、心电远程监测，根据监测结果及时进行健康指导。巩固期结束安排管理对象做健康体检，填写"个人信息调查表"，为健康管理效果评估收集必要的信息。

（四）健康管理效果评估

健康管理 12 个月后进行健康管理效果评估：1.是否掌握必要的健康知识。2.是否坚持健康生活方式。3.危险因素改善情况。4.下一步健康改善建议。

五、脑卒中健康管理

（一）脑卒中的概念

脑卒中俗称中风，是一种急性脑血管疾病。当供给人体脑部的血流发生障碍，脑卒中就会发生。脑卒中包括血管阻塞（缺血性脑卒中）和血管破裂出血（出血性脑卒中）两种类型，可造成部分脑细胞因无法获得维持正常活动的供氧和营养出现损伤或者死亡。

脑卒中早期常见的症状：1.全脑受损害症状，头痛、恶心、呕吐，严重者有不同程度的神志不清，如迷糊或昏迷不醒。2.局部脑损害症状，脑的某一部位出血或梗死后，出现的症状复杂多样，但常见的主要有：（1）偏瘫，即一侧肢体没有力气，有时表现为没有先兆的突然跌倒。（2）偏身感觉障碍，即一侧面部或肢体突然麻木，感觉不舒服。（3）偏盲，即双眼的同一侧看不见东西。（4）失语，即说不出话，或听不懂别人及自己说的话。（5）眩晕伴恶心、呕吐。（6）复视，即看东西呈双影。（7）发音、吞咽困难，说话舌头发笨，饮水呛咳。（8）共济失调，即走路不稳，左右摇晃不定，动作不协调。[①]

（二）我国人群脑卒中的重要危险因素

1.年龄、性别和家族倾向

脑卒中会随着年龄的增长而发病率上升，55岁以上，年龄每增加10岁，发病率增长一倍。就性别而言，男性比女性发病率高50%。临床实践证明，虽然家庭中有多人患病是否属于遗传，目前尚未得到证实，但家族倾向的问题，与该家族中高血压、糖尿病和心脏病的发病率高呈正相关。

2.可干预的危险因素

主要包括高血压、糖尿病、心脏病、血脂异常、肥胖、吸烟、饮酒。此外，颈动脉狭窄、伴有血浆同型半胱氨酸升高的高血压（H型高血压）是中国人群独特的但长期以来被忽略的危险因素。2015年脑血管病一级预防指南特别提出被动吸烟同样也是脑卒中的一个重要危险因素。

---

① 杨晓培.老年脑卒中患者居家健康管理实践方案的构建及初步应用[D].合肥：安徽中医药大学，2023.

（三）脑卒中的危害

脑卒中发病率高，全国每年新发脑卒中病例大约 180 万人，并以每年 8.3% 的速度增长，我国近年脑卒中患者约有 1780 万人，由此导致的死亡达 230 万人，残疾 220 万人。脑卒中在严重危害患者生命和生活质量的同时，还造成了患者及其家庭和社会沉重的医疗、经济和社会负担。据报道，我国每年用于脑卒中的经济支出高达 200 亿元。

（四）脑卒中健康管理的目标

结合我国提出的脑卒中三级预防的基本策略，确定脑卒中健康管理目标。一级预防：指发病前预防。指导健康人群养成良好的健康生活方式，预防脑卒中危险因素的产生；指导脑卒中高危人群，早期改善不健康生活方式，及早控制危险因素。健康管理目标是推广健康生活方式，让管理对象掌握自身保健的知识和能力；进行有针对性的危险因素干预，使脑卒中高危人群能够形成一种健康的生活方式并维持下去，从而降低脑卒中的发病率。二级预防：针对发生过一次或多次脑卒中的患者，探寻病因和控制可干预危险因素，预防或降低脑卒中再发危险。健康管理的目标是推广 ABCDE 策略，配合治疗，针对筛查出的危险因素进行干预，控制高危因素，降低脑卒中复发、致残的风险。三级预防：针对脑卒中患者加强治疗和康复护理，防止病情加重，预防或减轻残疾，促进功能恢复。健康管理的目标是提高社区医生对脑卒中的健康管理知识和技能，使患者能够在社区得到适宜的管理，促进患者康复，提高生命质量。

（五）脑卒中健康的预防与管理

1.脑卒中高危人群的健康管理

（1）早期发现脑卒中高危人群

健康管理师对 40 岁以上的人群收集资料，帮助管理对象进行脑卒中风险评估：①有高血压病史（≥140/90mmHg）或正在服用降压药；②有房颤和心瓣膜病；③吸烟；④有血脂异常（血脂四项中任何一项异常）；⑤有糖尿病；⑥很少进行体育运动（体育锻炼标准是每周 ≥3 次，每次 ≥30 分钟，持续时间超过 1 年；从事中重度体力劳动者视为经常体育锻炼）；⑦明显超重或肥胖（BMI>26）；⑧有脑卒中家族史。上述 8 项危险因素中，具有 ≥3 项危险因素，或既往史者，可评定为脑卒中高危人群。上述 8 项危险因素中，具有 <3 项危险因素，但患有慢性病（高血压、糖尿病、心房颤动或瓣膜性

心脏病）之一者，评定为脑卒中中危人群。具有<3项危险因素，且无慢性病者为脑卒中低危人群。如果属于高危人群，健康管理师应动员其进一步进行体格检查、实验室检查和颈动脉超声检查；针对评估发现的危险因素进行健康管理。

（2）健康管理

第一，健康教育。健康管理师要对管理对象进行系统的脑卒中知识健康教育，分为四方面的内容：①讲解何为脑卒中及其危害，掌握脑卒中的主要危险因素；②讲解如何主动采取预防措施，通过健康的生活方式来预防或控制危险因素的进一步发展，鼓励其积极治疗相关疾病如高血压、糖尿病、高脂血症、肥胖症等；③讲解脑卒中的几种预警症状、就诊时机及治疗与预后的关系；④教会患者如何自行监测血压、血糖等指标的变化。采用集体讲解与个别指导相结合的方式，将各方面的内容贯穿整个管理过程。通过询问的方式进行评估，直至达到预期的目标。

第二，健康生活方式指导。①合理膳食指导：健康管理师制订个体的膳食改善计划，并鼓励管理对象坚持膳食改善计划，评估膳食改善效果。膳食指导的原则应提倡多吃蔬菜、水果，适量进食谷类、牛奶、豆类和肉类等，使能量的摄入和消耗达到平衡；限制红肉的摄入量，减少饱和脂肪酸（<10%总热量）和胆固醇（<300mg/d）的摄入量；限制食盐摄入量（<6g/d）；不喝或尽量少喝含糖饮料。②运动指导：健康管理师结合个体情况制订运动改善计划，根据管理对象自身情况及爱好选择1～2项有氧运动（如快走、慢跑），评估运动改善效果。鼓励管理对象每天运动时间不少于30分钟，每周不少于3次的有氧运动，切忌运动强度过大，持续时间过长。③戒烟限酒：健康管理师对管理对象进行健康教育，动员全社会参与，在社区人群中采取综合性控烟措施对吸烟者进行干预，包括心理辅导、尼古丁替代疗法、口服戒烟药物等方法鼓励吸烟者戒烟；不吸烟者应避免被动吸烟；继续加强宣传教育，提高公众对主动与被动吸烟危害性的认识，促进各地政府部门尽快制定公共场所禁止吸烟法规；在办公室、会议室、飞机、火车等公共场所设立禁烟区和特定吸烟区，以减少吸烟的危害。饮酒者应适度，一般男性每日摄入酒精不超过25g，女性减半，不酗酒。④控制体重：健康管理师要劝说、指导超重者和肥胖者通过采取合理饮食、增加体力活动等措施减轻体重，降低脑卒中发病危险。⑤心理调节：健康管理师要及时疏导管理对象的不良情绪，鼓励其积极调节自身心理状态，保持乐观情绪，避免过度疲劳与紧张。⑥定期体检：对40岁以上的管理对象建议每年进行一次体检，了解心脑血管有无异常，监测血压、血糖和血脂水平。发现异常应

积极干预。

2.预防脑卒中复发健康管理

对于发生过一次或多次脑卒中的患者，进行复发风险评估，提供专业的个性化健康管理，以达到降低其再发风险的目的。预防脑卒中复发的治疗方法，需遵守 ABCDE 策略，A：服用阿司匹林；B：控制血压和体重；C：降低胆固醇和戒烟，开展颈动脉血管支架术和颈动脉内膜剥脱术；D：控制糖尿病、膳食调整；E：健康教育、体育锻炼、定期体检。健康管理师要根据 ABCDE 策略制定健康管理方案，并开展以下健康管理工作：

（1）综合评估

全面评估患者对脑卒中发病的相关知识、预警症状及防治措施的掌握情况；了解其生活方式、饮酒吸烟史、饮食习惯及精神心理状况和肢体功能状况；监测血压、血脂、血糖及血流变等指标，进行危险因素测评。对管理对象进行评估后，确定存在的危险因素并进行规范管理。

（2）制订健康管理计划

结合管理对象的具体病情、家庭状况及就医条件，制订个体、群体的脑卒中健康管理计划，给予相应的健康管理干预措施，鼓励、促进其改变不良生活方式，控制健康危险因素。健康管理主要内容有：健康教育、健康生活方式指导、慢性病防控指导。

（3）心理干预

脑卒中患者除具有一般患者的心理变化外，还因脑部受损而产生不同程度的心理和情感障碍，因此进行心理调适十分重要。评估管理对象的心理状态，制定心理治疗方案，根据心理评估的结果采用不同的心理干预措施。由心理咨询师对其进行干预，采用认知行为疗法、心身放松疗法、音乐疗法，也可采用家庭疗法、小组疗法，使患者面对现实、正确对待病情及树立康复信心，有效提高参与治疗护理的积极性，促进疾病的恢复。

（4）控制体重指导

健康管理师要劝说、指导超重者和肥胖者通过采取合理饮食、增加体力活动等措施减轻体重，坚持健康的生活方式，使体重维持在正常范围内。

（5）鼓励定期体检

脑卒中患者最好每半年到医院做 1 次体检，日常注意检测血压和血糖，发现异常及时就医。

（6）患者家属指导

医院方面可在访视时主动和患者家属沟通交流，鼓励他们参与到疾病的治疗和护理中，让家属认识到家庭的关怀、体贴和精神鼓励等全面的干预对患者病情稳定的重要性，同时让家属了解脑卒中的基本病因、合理饮食调理的重要性、主要危险因素、危害及康复治疗的重要性，要求家属督促并帮助患者完成每天的康复护理计划。

第二章　卫生工作方针、政策与发展战略

第一节　卫生工作方针的概念和基本内容

一、卫生工作方针的概念

卫生工作方针，是国家为维护居民健康而制定的卫生工作的主要目标、任务和行动准则。方针是公共政策的一种表现形式，卫生工作方针是我国卫生政策的一种表现形式，从政策的类型上看属于国家的基本政策。卫生工作方针是在总结卫生工作实践经验并吸收国际先进科学的基础上形成的，并随着政治、经济、文化和医学科学技术的发展而充实新的内容，使之不断完善。

二、新时期卫生工作方针的基本内容

新时期卫生工作方针由三部分组成，第一部分是卫生工作的战略重点，包括以农村为重点、预防为主、中西医并重；第二部分是卫生工作的基本策略，包括依靠科技与教育，动员全社会参与；第三部分是卫生工作的核心和根本宗旨，包括为人民健康服务，为社会主义现代化建设服务。

（一）以农村为重点

卫生工作以农村为重点是由我国国情决定的，农村人口占我国总人口的绝大多数，

特别是农村医疗卫生基础薄弱。卫生工作以农村为重点关系到保护农村生产力、振兴农村经济、维护农村社会发展和稳定的大局，对提高全民族素质具有重大意义。改革开放以来，党和政府为加强农村卫生工作采取了一系列措施，农村缺医少药的状况得到较大改善，农民健康水平和平均预期寿命有了显著提高。但是，从总体上看，农村卫生工作基础仍比较薄弱，体制改革滞后，资金投入不足，卫生人才匮乏，基础设施落后，农村合作医疗面临很多困难，一些地区传染病、地方病危害严重，农民因病致贫、返贫问题突出。随着农村经济体制改革的不断推进，农村居民生活水平的不断提高，广大农村居民对卫生服务的需求也在不断地增加，只有切实做好农村卫生工作，才能使我国卫生状况和居民健康水平在整体上有较大的提升。

以农村卫生工作为重点，应全面落实农村初级卫生保健工作，改革卫生管理体制，健全卫生服务网络，推进乡镇卫生院改革，提高卫生技术人员的素质，加强药品供应与使用的管理，实行多种形式的农民健康保障办法，特别应做好贫困地区和少数民族地区的卫生工作。①

（二）预防为主

预防为主是新中国成立初期卫生工作的四大方针之一，新时期的卫生工作方针继续把预防为主确定为主要内容，不仅是对新中国成立以来卫生工作经验的总结，也符合世界卫生发展的潮流。预防为主反映了医学科学发展的客观规律；它是最高质量的医疗卫生服务，符合人民群众健康的最高利益；它是最高效益的医疗卫生服务，可以体现以最小投入获得最高效益的原则。

坚持预防为主的方针，其一是因为在我国引起传染病、地方病流行的各种因素仍然存在，如人口、交通工具的大量流动，不加强预防措施，就可能带来某些疾病的流行，比如肝炎、结核病、痢疾甚至霍乱等，这些疾病的传播和流行不仅会消耗卫生资源，而且会给社会经济的发展带来极大的影响，2020年新冠肺炎的暴发使我们有了深刻的教训；其二，社会经济的发展，人们生活水平的提高和人口的老龄化，使疾病谱发生了变化，高血压、心脑血管疾病、癌症、代谢性疾病等慢性非传染性疾病，不仅在城市成为预防的重点，而且在农村伴随着传染病的发生也有上升的趋势，因此需要加强预防保健、健康教育和健康促进，树立良好的生活习惯和生活行为，预防慢性非传染性疾病的发生；

---

① 乔学斌,王长青.卫生管理学[M].北京：中国中医药出版社有限公司,2023.

其三，坚持以预防为主的方针，是因为预防保健费用低、效果好，是卫生工作能够实现投入少、社会效益高的关键。

各级政府对公共卫生和预防保健工作要全面负责，应当纳入各地经济和社会发展计划，加强预防保健机构的建设，给予必要的投入，对重大疾病的预防和控制工作提供必需的资金保证。预防保健机构要做好社会群体的预防保健工作，医疗机构也要密切结合自身业务积极开展预防保健工作。医疗、预防、保健机构都要贯彻预防为主的方针，切实做好三级预防工作。同时，为适应医学模式的转变和二次卫生革命的需要，要采取多种形式加强全民健康教育，增强全民的健康意识和自我保健能力，养成良好的卫生习惯和健康的生活方式。

（三）中西医并重

新时期提出的中西医并重的方针，是"团结中西医"卫生工作原则的完善，其实质是推动中医学与西医学共同进步的政策性思想，是振兴中医药并使中医药走向世界的政策保证。中医药是中华民族优秀的传统文化，是我国卫生事业的重要组成部分，独具特色和优势。我国传统医药与现代医药互相补充，共同承担保护和增进人民健康的任务。各级政府应认真贯彻中西医并重的方针，加强对中医药工作的领导，逐步增加投入，为中医药发展创造良好的物质条件。中西医也应加强团结，互相学习，取长补短，共同提高，促进中西医结合。各民族医药是中华民族传统医药的组成部分，要努力发掘、整理、总结、提高，充分发挥其保护各族人民健康的作用。

在这个过程中，特别需要正确处理继承与创新的关系，既要认真继承中医药的特色和优势，又要勇于创新，积极利用现代科学技术，促进中医药理论和实践的发展，实现中医药现代化。坚持"双百"方针，繁荣中医药学术。积极发展中药产业，推进中药生产现代化，改革、完善中药材生产组织管理形式，实行优惠政策，保护和开发中药资源。

（四）依靠科技与教育

依靠科技与教育是我国经济建设时期的重要战略思想，同样适应于卫生事业的建设和发展，也是我国卫生工作长足发展的基本经验总结。医学科学技术应针对严重危害我国人民健康的疾病，在关键性应用研究、高科技研究和医学基础性研究方面突出重点，集中力量攻关，力求新突破。依靠医学科技，控制和消灭一些重大疾病的传播，有效防治各类疾病；依靠科技成果的普及和应用，促进我国医疗预防保健服务质量和水平的提高。医学教育的目标应是培养适应社会需求、知识结构合理、德才兼备的专业队伍。同时，应加快发展全科医学，培养全科医生，并重视卫生管理人才的培养。

（五）动员全社会参与

动员全社会参与是新中国成立初期卫生工作四大原则中"卫生工作与群众运动相结合"的发展和完善。全社会广泛参与的最好例证是我国的爱国卫生运动，其在控制和消灭传染病中发挥了重大的作用。在 20 世纪 90 年代农村的"初级卫生保健"工作、城市的"创建卫生城市"工作，无一不是动员全社会参与取得的成果，也说明了卫生工作单靠卫生部门力量是难以完成的，必须有政府及社会其他部门的支持和配合。

爱国卫生运动是具有中国特色的一大创举，根据实践中积累的经验，它可以概括为政府组织、地方负责、部门协调、群众参与、科学治理、社会监督。这是"大卫生观"在实践中的高度概括，也是动员群众和全社会参与卫生工作的最好方式。新时期卫生工作方针又赋予了它新的内涵，即卫生工作是一项系统工程，需要党和政府重视、社会各部门协作配合。全社会参与对于普及卫生知识，教育人民群众养成良好的卫生习惯，形成良好的生活方式，促进全民健康水平的提高是十分重要的。

（六）为人民健康服务，为社会主义现代化建设服务

新时期卫生工作方针的根本宗旨就是为人民健康服务，为社会主义现代化建设服务。这是卫生工作的核心，是卫生工作的目的，所有一切都是围绕这个目的进行的，体现了全心全意为人民服务的宗旨，反映了社会主义卫生事业的性质，指明了我国卫生工作的方向。"为人民健康服务"的方针与新中国成立初期"面向工农兵"的提法相比，更为全面和精确地阐明了卫生事业的宗旨。卫生事业发展与社会经济和社会发展相协调，卫生事业发展既是经济发展的前提和保证，也是经济发展的直接体现。卫生事业只有通过为人民健康服务才能保护好社会生产力，为社会主义现代化建设服务。

第二节　卫生政策法规

一、卫生政策法规的概念

（一）卫生政策

卫生政策是政府在一定历史时期内为满足人们医疗卫生需要所确定的卫生工作的指导原则和行动方案，是制定各项卫生具体政策的依据，它对卫生事业的管理、改革和发展起着主导作用。世界卫生组织把卫生政策定义为：改善卫生状况的目标、目标的重点以及实现这些重点目标的主要方针。世界卫生组织提出的"2000年人人享有卫生保健"的全球策略，以及实现上述策略的主要途径——"初级卫生保健"，被认为是世界卫生组织所制定的最基本的卫生政策。卫生政策的目的是研究社会如何以合理的方法，在能承担的成本下（一定资源条件）达到高质量和高数量满意服务所需的各种方法，属于公共政策的范畴。

（二）卫生法规

卫生法规，是卫生法律法规的简称，是由国家制定和认可，由国家强制力保证实施的，调整在保护人体生命健康相关活动中形成的各种社会关系的法律规范的总称。卫生法规是我国社会主义法律体系的一个组成部分，是国家意志和利益在卫生领域的具体体现。它规定了国家、企事业单位、组织和公民在医学发展和保护人体健康的实践中的各种权利与义务，调整、确认、保护各种卫生法律关系和医疗卫生程序，为国家开展科学的卫生管理提供了法律依据和保障，目的是保护和促进人民健康，促进卫生事业的发展。

（三）卫生政策与卫生法规的关系

卫生政策与卫生法规在增进人民健康、促进卫生事业发展中共同发挥作用，二者之间既有区别又有联系。

首先，卫生政策与卫生法规的制定主体和程序不同，体现的特点也不相同。卫生法规是由有相应立法权的机关依照严格的程序制定，具有原则性和稳定性的特点，其对我国卫生工作中带有根本性、全局性的问题进行原则性规定，在制定后往往表现出较强的稳定性；卫生政策一般是由党和国家政府制定，制定程序并无严格规定，具有灵活性和可变性的特点，其规定往往比较灵活和富有弹性，在制定后会根据社会和卫生工作的变化随时进行调整。

其次，卫生政策与卫生法规又相辅相成，相互补充和转化。虽然卫生政策与卫生法规所体现的特点不同，但二者对卫生事业的作用方向与目的却是相同的，即二者都是以保障人民健康、促进卫生事业发展为目的，并且互为补充。卫生政策往往是卫生法规的实施贯彻和具体化，而当某项卫生政策在实践中逐渐成熟时，往往也会上升为法律，为法律所确认，具有更高的法律效力和执行性。卫生事业的改革与发展既需要卫生法规宏观的、原则性的规定，也需要卫生政策具体的、灵活性的规定。卫生法规和卫生政策互相补充，相互转化才能使卫生事业协调发展。

二、卫生政策法规的基本原则

卫生政策法规的基本原则是指贯穿于各种卫生政策与卫生法规之中，以增进个人和社会健康、均衡个人和公共健康利益为宗旨，在卫生事业中具有普遍意义的指导原则和基本依据，是各种卫生工作必须遵循的基本准则，对卫生事业的理论与实践都具有重要意义。在我国，卫生政策法规的基本原则主要有以下几方面：

（一）维护人民健康原则

维护人民健康原则是指卫生政策法规的制定和实施要从广大人民群众的根本利益出发，把维护人民的生命健康作为卫生政策法规的最高宗旨，使每个公民都能享受到基本医疗卫生服务，从而增进身体健康，提高生命质量。在我国，人民群众是国家的主人，是一切物质财富和精神财富的创造者，因此，保护人民健康，使人人享有卫生保健，是一切卫生政策法规的出发点和归宿。这一原则在我国目前的卫生政策与卫生法规中均得到了充分体现，如《中华人民共和国食品安全法》《中华人民共和国药品管理法》《中华人民共和国传染病防治法》《中华人民共和国执业医师法》等均将保护公民健康作为立法宗旨，而目前我国正在进行的医药卫生体制改革，其改革内容与措施，如完善社会保障制度、实施医疗保险等，其目的也都是为了更好地保护人民的身体健康。

（二）预防为主原则

预防为主的原则是指在维护公民健康的卫生活动中，正确处理预防和治疗这两大卫生工作的关系，坚持防治结合，预防为主。"预防为主"不仅是我国医学的传统，也是我国医疗卫生工作的根本方针，是卫生政策法规必须遵循的一条重要原则。其基本含义是任何卫生工作都必须立足于预防，无论是制定卫生政策，采取卫生措施，考虑卫生投入，都应当把预防放在优先地位；但强调预防，并不是轻视医疗，医疗与预防都是保护健康的方法和手段，二者不是分散的、互不相关的两个独立的系统，而是一个相辅相成的有机整体。无病防病，有病治病，防治结合，是预防为主原则的总要求。我国政府在卫生工作与卫生政策法规中一直坚持"预防为主"的原则，先后制定并发布了许多有关预防接种、妇幼保健、传染病防治、国境卫生检疫、环境保护（包括大气、噪声、水、海洋）以及食品卫生、药品管理等法律法规。随着现代医学的发展和医学模式的转变，人们日益重视心理、社会、环境对人体的影响，预防的内涵和外延也随之变化。卫生政策法规也应相应地转移预防的重点和扩大预防的范围。

（三）公平原则

公平原则就是以利益均衡作为价值判断标准来配置卫生资源，协调卫生服务活动，以使每个社会成员普遍能得到卫生服务。它是伦理道德在卫生政策法规上的反映，是社会和文明进步的体现。公平原则的基本要求是合理配置可使用的卫生资源，任何人在法律上都享有平等地使用卫生资源的权利。但是，个人可以使用的卫生资源的范围和水平，客观上主要受到卫生资源分布和分配的影响。所以，如何解决卫生资源的缺乏和合理分配问题是卫生政策法规的一个重要课题。公平是配置卫生资源的基础，合理配置卫生资源是公平的必然要求。但公平不是指人人获得相同数量或者相同水平的卫生服务，而是指人人达到最高可能的健康水平。要达到这样一种健康水平，政府就对人民负有一种责任，即通过采取适当的经济、法律、行政等措施来保证广大人民群众能够获得基本的卫生服务，缩小地区间的差别。从这个意义上说，公平不是一个单一的、有限的目标，而是一个逐步改善的过程。[①]

---

① 乔学斌,王长青.卫生管理学[M].北京：中国中医药出版社有限公司,2023.

（四）综合治理与统筹兼顾原则

综合治理原则是指医药卫生工作具有广泛的社会性，必须把各级政府、部门组织和群众的积极性调动起来，做到人人关心、人人参与。中央及地方各级政府要把医药卫生工作列入国民经济与社会发展的总体规划中，加强对卫生事业的宏观管理。各级卫生部门要强化卫生监督执法，依法行政。各企事业单位、社会团体和公民也要积极参与到医药卫生工作中去，把支持医药卫生工作作为自身的责任，全面促进医药卫生工作的发展。

统筹兼顾原则是指要把解决当前突出问题与完善制度体系结合起来，从全局出发，统筹城乡、区域发展，兼顾供给方和需求方等各方利益，正确处理政府、卫生机构、医药企业、医务人员和人民群众之间的关系；既着眼长远，创新体制与机制，又立足当前，着力解决卫生事业中存在的突出问题；既注重整体设计，又突出重点，积极稳妥地推进卫生事业发展。

三、我国卫生政策法规建设的内容

我国卫生政策与卫生法规建设的内容从总体上是一致的，但因其所体现的特点和实施方式不同，在建设内容上也略有区别。我国卫生政策建设的内容主要包括卫生规划、卫生资源管理、医政管理与医疗服务质量监管、中医药管理、食品药品监督管理、疾病预防控制与卫生应急管理、社区卫生服务管理、农村卫生管理、妇幼卫生管理、卫生科教管理、卫生信息管理等方面。

我国卫生法规建设的内容主要包括：

疾病预防与控制法律规定，主要包括传染病和职业病防治，艾滋病、结核病等防治，国境卫生检疫，突发公共卫生事件应急管理等方面的内容；

公共场所和学校卫生管理法律规定；

健康相关产品管理法律规定，主要包括食品、药品、医疗器械、保健品、化妆品、饮用水、消毒产品等方面的内容；

医疗机构管理法律规定；

卫生技术人员管理法律规定，主要包括医师、护士、药师、乡村医生等执业管理方面的内容；

医疗技术临床应用管理法律规定，包括医疗技术临床应用、人体器官移植、放射诊疗等方面的内容；

母婴保健管理法律规定；

精神卫生法律规定；

血液管理法律规定，包括献血、采血和临床用血管理等方面的内容；

人口与计划生育法律规定等。

第三节　卫生发展战略

一、卫生发展战略的概念

卫生发展战略是对卫生发展及卫生事业发展的全局所做的筹划和指导，是通过研究卫生事业发展中根本性、全局性、长远性的问题而制定的指导卫生事业的行动纲领。卫生发展战略是国民经济和社会发展战略的重要组成部分。它必须与国民经济和社会发展战略相适应。如果说国民经济和社会发展战略是总战略，那么，卫生发展战略便是分战略，分战略服从和服务于总战略，受总战略制约。

卫生发展战略不同于一般的卫生发展规划，它与一般的卫生发展规划的关系是指导与被指导的关系。因为卫生发展战略具有纲领性，因而它对卫生发展规划具有指导意义，是卫生发展规划的灵魂；卫生发展规划是比较具体的，是在卫生发展战略指导下制定的，是卫生发展战略的体现。[①]

卫生发展战略是关系到卫生事业建设成败的大问题。任何国家想要发展卫生事业，首先要有一个正确的卫生发展战略，并据此制定出具体的卫生事业发展规划，然后付诸实行，否则，就会犯战略性的错误。我国卫生事业建设的实践证明，忽视卫生发展战略研究，不重视卫生发展战略对卫生发展的指导作用，无视经济和社会发展对卫生发展的重要作用，以主观随意性确定卫生事业的性质和政策，就会使卫生事业建设遭受挫折。

---

① 田惠光,张建宁.健康管理与慢病防控[M].北京：人民卫生出版社,2017.

二、我国卫生发展战略的内容

2009 年 4 月 6 日，中共中央、国务院发布《关于深化医药卫生体制改革的意见》，随后，配套文件和工作支持文件陆续发布，为我国进一步深化医药卫生体制改革指明了发展方向、目标和实现路径，由此确立了我国当前卫生发展战略。当前我国卫生发展战略的主要内容可以概括为"一个目标、四大体系、八项支撑"。

一个目标是指以建立健全覆盖城乡居民的基本医疗卫生制度，实现人人享有基本医疗卫生服务为总体目标。

四大体系的具体内容包括：

（一）全面加强公共卫生服务体系建设。以促进城乡居民享有均等化的公共卫生服务为目标，重点是扩大国家公共卫生服务范围，整合公共卫生资源，突出专业公共卫生机构和城乡基层卫生服务机构的功能、定位和发展方向。提高公共卫生服务能力和突发公共卫生事件应急处置能力，加强健康教育，促进全社会卫生工作。

（二）进一步完善医疗服务体系。加快建立和完善农村三级医疗卫生服务网络和以社区卫生服务为基础的新型城市医疗卫生服务体系，重点是加强城乡基层卫生服务网络建设，明确其功能定位。逐步实现社区首诊、分级医疗和双向转诊，合理配置医疗资源，方便群众看病就医。充分发挥中医药在疾病预防控制、应对突发公共卫生事件及医疗服务中的作用，减轻群众用药负担。

（三）加快建设医疗保障体系。加快建立覆盖城乡居民的多层次医疗保障体系，重点是加快城镇职工基本医疗保险、城镇居民基本医疗保险、新型农村合作医疗和城乡医疗救助等基本医疗保障体系建设，实现各个制度的应保尽保，并做好制度间的衔接。逐步提高保障水平，缩小不同人群之间的医疗保障差距，最终实现制度框架的基本统一。鼓励社会团体开展多种形式的医疗互助活动，积极发展商业健康保险，满足多层次的医疗保险需求。

（四）建立健全药品供应保障体系。重点是建立国家基本药物制度，明确国家基本药物的遴选、生产供应和使用及医保报销政策，规范和整顿药品流通秩序，保障人民群众安全用药。

在四大体系的基础上，建立和完善医药卫生的八项体制机制及条件作为保障其有效运行的支撑，从而保障医药卫生体系有效规范运转。八项支撑的具体内容包括：

（一）建立协调统一的医药卫生管理体制。实施属地化和全行业管理；强化区域卫生规划，优化医疗卫生资源配置；推进公立医院管理体制改革；完善基本医疗保险管理体制，逐步整合基本医疗保险经办资源。

（二）建立高效规范的医药卫生机构运行机制。公共卫生机构的收支全部纳入预算管理；转变基层医疗卫生机构的运行机制，实行药品零差率销售，提供低成本服务；规范公立医院运行机制，实行医药收支分开管理，探索多种方式逐步改革或取消药品加成政策，同时完善综合补偿机制；提高医疗保险经办机构的管理能力和管理效率。

（三）建立政府主导的多元卫生投入机制。完善政府卫生投入机制，兼顾供方和需方，政府卫生投入增长幅度要高于经常性财政支出增长幅度，逐步提高政府卫生投入占卫生总费用的比重，明显减轻个人基本医疗卫生费用负担；明确政府对公共卫生、城乡基层医疗卫生机构和公立医院以及基本医疗保障的投入政策和重点；鼓励和引导社会资金兴办非营利性医疗机构，鼓励社会力量兴办慈善医疗机构。

（四）建立科学合理的医药价格形成机制。适当调整医疗服务价格，体现医疗服务成本和技术劳务价值；实行分级定价，促进病人合理分流；规范公立医疗机构收费项目和标准，改革收费方式；改进药品定价方法，严格控制药品流通环节差价率；发挥医疗保障对医疗服务和药品费用的制约作用。

（五）建立严格有效的医药卫生监管体制。健全卫生监督执法体系，加强对医疗卫生机构的准入和运行监管；强化医疗保障对医疗服务的监控作用；完善药品质量和价格监管体系；建立信息公开制度，鼓励第三方独立评价和行业自律。

（六）建立可持续发展的医药卫生科技创新机制和人才保障机制。整合优势医学科研资源，加快实施医药科技重大专项；大力加强医药卫生人才队伍建设，重点加强公共卫生和基层卫生人才以及高层次人才培养；稳步推动医务人员的合理流动，加强医德医风建设，重视人文素质培养。

（七）建立实用共享的医药卫生信息系统。积极推进公共卫生、医疗、医保、药品、财务监管的信息标准化和公共服务信息平台建设，方便群众就医，增加透明度，提高管理和服务能力。

（八）建立健全医药卫生法律制度。加快推进基本医疗卫生立法工作；建立健全卫生标准体系；加快中医药立法工作。

其中，卫生发展战略的重点是：

（一）推进基本医疗保障制度建设，即建立以城镇职工基本医疗保险、新型农村合作医疗、城镇居民基本医疗保险、医疗救助制度为主体，以商业健康保险等其他多种形式医疗保险为补充，覆盖城乡居民的多层次医疗保障体系。

（二）建立国家基本药物制度，即统一基本药物目录；实行招标生产和政府集中采购配送；规范出厂和零售价格；严格监督临床使用。其核心就是保证基本药物生产、供应、使用和报销，保障群众基本用药。

（三）健全基层医疗卫生服务体系，即加快农村乡镇卫生院、村卫生室和城市社区卫生服务机构建设，实现基层医疗卫生服务网络的全面覆盖，加强基层医疗卫生人才队伍建设，着力提高基层医疗卫生机构服务水平和质量，农村居民小病不出乡，城市居民享有便捷有效的社区卫生服务。

（四）促进基本公共卫生服务均等化，即缩小城乡居民享有基本公共卫生服务的差距，最大限度地预防疾病，使群众不生病、少生病、晚生病和不生大病。

（五）推进公立医院改革试点，即探索适合中国国情的医院管理体制和运行机制，提高医疗服务质量和效率，努力使人民群众"看得好病"。

第三章　医疗保障制度

第一节　医疗保障制度概述

一、医疗保障制度的相关概念

（一）医疗保障制度

医疗保障制度是通过立法途径规定国家、企业和个人之间的权利与义务关系，动员全社会的医疗卫生资源，筹集和支付医疗保障基金，并通过组织有效的卫生服务，提供医疗和物资保障，最大限度地分担社会成员的疾病风险，保障人群健康的重要社会保障制度安排。医疗保障制度不是单一的制度，而是一个多层次的体系，包括社会医疗保险、商业医疗保险、医疗救助制度、免费医疗制度等。基本医疗保障制度是医疗保障制度的一种模式，是从保障覆盖人群、保障水平等角度对具体医疗保障制度的进一步定义，其主要特征为满足居民基本医疗需求、广覆盖、低水平。[①]

（二）医疗保险制度

医疗保险制度是医疗保障制度的核心，是依据强制性的政策法规或自愿缔结的契约，将多种渠道筹集的资金集中起来形成医疗保险基金，对参保人（被保险人）因疾病而发生的医疗费用实施经济补偿的一种制度。

医疗保险按照经营性质的不同，可以分为社会医疗保险和商业医疗保险。前者属于

[①] 李为民.现代医院管理——理论、方法与实践[M].北京：人民卫生出版社,2019.

社会保险的一种，是强制性的，一般由政府主办，按照国家法律法规、政策等手段强制组织实施和经办管理；后者则属于商业保险的一种，按照自愿购买的原则，由商业保险公司主办，通过保险人与投保人签订保险合同，保险人对被保险人因疾病产生的医疗费用按照合同约定的规则进行经济补偿。

（三）医疗保障与医疗保险、社会保障的关系

1.医疗保障与医疗保险的关系

医疗保障是以向全社会成员提供基本医疗保障为经线，以满足特殊医疗服务需求为纬线组成的安全网，因此从制度框架上来说，医疗保障不应当是单一的，而应当是多层次的、多种形式的、多样化的。这既是源于医疗保障基金筹资的多元化特点，也是满足不同收入阶层人群对医疗保障的现实需求。

医疗保险，不管是政府强制实施的社会医疗保险，还是私人市场的商业保险，均是医疗保障制度体系中不可缺少的组成部分。在不同国家的具体情境中，两类保险功能定位有区别。例如，在我国医疗保障体系中，社会医疗保险是医疗保障主体层，商业医疗保险则属于补充层，补充覆盖社会医疗保险没有覆盖的人群、医疗服务项目和药品种类等，立足于满足居民更高层次的医疗服务需求。但也应当注意到，二者之间的这种相互关系并非是绝对的。纵观国际医疗保障制度发展状况，各国由于政治、经济、文化、社会、历史等因素的差异，推行的主体医疗保险制度并非均是社会医疗保险制度，比如美国的主体医疗保险制度则是商业医疗保险制度。

2.医疗保障与社会保障的关系

社会保障覆盖全体社会成员，为全体社会成员提供老年、遗属、残障、工伤、疾病及健康等共计9大类保障。作为抵御疾病与健康风险的一项重要制度安排，医疗保障是社会保障制度的一个重要的组成部分，在多数国家多层次医疗保障体系中占据主体地位的社会医疗保险制度，同养老保险、失业保险、工伤保险等共同组成了社会保障中的社会保险；医疗保障体系中的医疗救助制度也属于社会保障中社会救助制度范畴。

二、医疗保障制度的基本原则

（一）政府主导责任原则

现代医疗保障制度首先是一种政府责任，这种责任主要体现在国家通过立法制定一系列医疗保障制度的法律制度，相关政府机构在法律框架下，依法设计、规划、组织和实施医疗保障计划，并对医疗保障制度负有财政支持责任。建立和实行医疗保障制度，促进国民健康素质的提高是绝大多数国家的社会经济发展目标之一，各国政府都在医疗保障实践中承担了主导责任，尤其是在对弱势人群的医疗救助制度中，几乎承担了筹资与管理的全部责任。但强调医疗保障的国家主导责任，并不意味着可以完全用国家责任取代个人责任，医疗保障中国家责任与个人责任应当是平衡的，仅仅强调一方的责任是违背医疗保障基本原则的。

（二）公民健康权原则

在现代社会中，享受医疗保障是公民基本权利——生命健康权的一种重要体现。1948 年，《世界卫生组织宪章》首次倡导对健康权加以保护，世界上许多国家对健康权进行了确认并采取了有效措施加以保障。我国宪法从国家责任的角度对公民的健康保障做了规定，并通过实施包括医保制度在内的一系列政策，保障健康权的逐步实现。《中华人民共和国宪法》规定，中华人民共和国公民在年老、疾病或丧失劳动能力的情况下，有从国家和社会获得物质帮助的权利。国家建立健全医疗保障制度正是为了维护这一基本权利。

（三）多层次组合原则

社会政策目标的多重性以及个人医疗服务需求的差异性等决定了医疗保障形式的选择必须遵循多层次与多种形式相组合的原则。根据国际实践，医疗保障制度体系中最核心的基本制度主要是两类：国家卫生服务制度与社会医疗保险制度。一个国家可以选择其中之一作为医疗保障的主体制度，并满足绝大多数国民的基本医疗服务需求。在此基础上，由医疗救助制度弥补基本医疗保障制度的不足，构成医疗保障体系中的最后一道防线，重点针对社会弱势群体的医疗保障问题。而各种卫生福利制度、商业医疗保险等形式提供的保障措施等，是国家医疗保障制度的必要补充，有利于满足国民更高层次的卫生服务需求，并且将在未来的医疗保障制度体系发展中发挥越来越重要的影响。

（四）筹资责任分担原则

任何一个国家的医疗保障制度都不可能完全依赖单一的筹资主体承担所有的筹资责任，所以应当建立合理的筹资责任分担机制。医疗保障制度的筹资主体主要有国家、雇主和个人，此外还有社会慈善捐赠等。针对不同形式的医疗保障制度，各主体在其中承担的责任是不同的。基本医疗保障制度，如社会医疗保险的筹资责任主要在雇主和雇员，而选择国家卫生服务制度的国家，其筹资责任主要在政府。医疗救助制度的筹资责任也主要由政府承担，基本医疗保障制度之上的补充医疗保险则主要是依靠个人或者雇员和雇主共同承担。

（五）与经济发展水平相适应原则

医疗保障的发展应与经济发展水平相适应，实现两者之间的耦合协调的筹资水平，既可以充分发挥医疗保障的功能，让国民享受到经济增长的成果，享受到应该享有的福利，同时还可以稳定劳动力供给，为经济增长提供充足的人力资本，从而与经济增长之间形成良性循环。与经济发展水平相适应原则要求医疗保障的发展是渐进性的，不能一蹴而就，应当随着经济增长，分阶段、分步骤地实施，最终实现医疗保障全部的政策目标。

三、医疗保障制度的构成

（一）国家医疗保障制度

1.基本医疗保障制度

基本医疗保障制度是医疗保障的主体制度，也是核心制度。从目前世界各国的医疗保障实践来看，基本医疗保障制度主要有两种形式：社会医疗保险与国家卫生服务制度。这两种基本医疗保障制度的运行机制是不相同的，社会医疗保险是由政府通过立法推行，由社会组织或政府机构举办，强制某一群体将其收入的一部分作为医疗保险税（费）形成医疗保险基金，对被保险人因健康原因造成的损失提供补偿或为被保险人购买医药服务的一种社会和经济制度；国家卫生服务制度是指政府直接举办医疗机构，通过一般税收资金预算拨款给有关部门或医疗机构以维持其运行，向全体国民提供免费或低收费的医疗服务的一种保障制度。

2.医疗救助制度

医疗救助是指国家和社会依据法律规定，面向社会弱势群体提供医疗援助的一项医疗保障制度，在现代医疗保障体系中具有不可替代的托底地位。在现代医疗保障制度出现以前，对社会弱势群体的医疗救助主要表现为一种社会行为，即民间或社会团体对救助对象的自发性救助，主要以自发性的募捐和其他慈善性活动的形式来表现，因此带有自发性和不确定性的特点。在现代医疗保障制度出现以后，医疗救助通常被视为政府当然的责任或义务，因此表现为一种政府行为，由政府在相应的立法规范下实施，政府不仅对其负有直接的财政责任，也负有直接的管理与实施的责任。对于受助者而言，慈善恩赐与公民权利是不同的，因此，从民间慈善救助到政府医疗救助的转变，体现了社会的进步和对人权的尊重。

（二）补充性医疗保障制度

1.企业补充医疗保险

企业补充医疗保险是企业根据自己的经济效益情况，在参加社会医疗保险的基础上，为进一步强化雇员抵御疾病风险的能力，自行采取具有保障作用的机制措施。企业补充医疗保险是医疗保障体系的组成部分，对提高医疗保障水平具有重要的意义。企业补充医疗保险所需的资金可以由企业单独承担，也可以由企业和个人共同承担。政府的职责主要体现在，通过税收优惠对企业实施补充医疗保险给予财政支持，以鼓励企业积极承担这一补充医疗保险的职能。企业保障的实现形式是多样的，但大部分情况下，企业一般会选择购买商业保险的形式。

2.商业医疗保险

商业医疗保险是指由当事人自愿缔结契约关系，投保人根据合同约定，向保险公司支付保险费，当被保险人因疾病造成损失时，保险公司根据合同的约定对被保险人给付保险金或代为购买医药服务的医疗保险。

3.家庭医疗保障

家庭医疗保障虽然不是社会性医疗保障措施，但对于很多发展中国家，它又确实是国民的一种重要医疗保障机制。在此，家庭医疗保障是指在家庭内部采取措施以承担疾病风险导致的损失。尽管家庭医疗保障也是医疗保障体系中不可缺少的部分,但一个完善的医疗保障体系不应过多依赖家庭医疗保障,这样不仅会增加家庭经济负担,还将直接导致并加重社会的不公平。

第二节　我国的医疗保障制度

一、我国的医疗保障制度体系

（一）我国的医疗保障制度体系概述

2020 年 2 月,中共中央、国务院印发的《关于深化医疗保障制度改革的意见》指出,要全面建成"以基本医疗保险为主体,医疗救助为托底,补充医疗保险、商业健康保险、慈善捐赠、医疗互助共同发展的医疗保障制度体系"。我国多层次医疗保障体系可分为四个层次:第一层是由国家举办的基本医疗保障制度,包括基本医疗保险、大病保险和医疗救助。第二层是由用人单位举办的制度,包括企业补充医疗保险。第三层是以个人购买为主的商业健康保险。第四层是来自社会和市场的慈善捐赠和医疗互助。

（二）基本医疗保障制度

1.基本医疗保险

我国基本医疗保险制度由城镇职工基本医疗保险制度和城乡居民基本医疗保险制度两大制度构成,分别覆盖城镇就业人群、城镇无业居民和农村人口。基本医疗保险构成了我国基本医疗保障制度的主体。

2.大病保险

目前,我国大病保险主要由三个制度构成,包括城乡居民大病保险、职工大额医疗费用补助和公务员医疗补助,主要是对年度医疗费用超过封顶线的部分进行二次报销。

3.医疗救助

医疗救助是我国多层次医疗保障体系的网底，是由政府主导，社会广泛参与，通过医疗机构实施，对贫困人口中患病却不具备经济能力治疗的人给予专项帮助与支持的制度安排。医疗救助的资金主要由财政支持，同时也通过接受专项捐款、社会福利彩票收入等来拓宽筹资渠道。

（三）企业补充医疗保险

企业补充医疗保险主要由两个制度构成：一是在国家给予税收优惠政策支持下由雇主自愿举办或参加的补充性医疗保险制度；二是由企业为职工购买的商业健康保险，一般是以团险的形式，属于市场化的福利。

（四）商业健康保险

商业健康保险是医疗保障体系的组成部分，单位和个人自愿参加，保险人以营利为目的，对被保险人治疗疾病产生的合理、必要的医疗费用损失进行补偿的险种。现行的基本医疗保障制度只能满足参保人的基本医疗需求，开展形式多样的商业健康保险能够满足不同群体的医疗保障需求。

（五）慈善捐赠与医疗互助

慈善捐赠与医疗互助建立在社会捐献与互助的基础之上，以帮助解决困难群体疾病医疗问题为指向，遵循的是社会慈善法则。2016 年制定的《中华人民共和国慈善法》提及慈善医疗的内容，并且随着互联网的发展，通过众筹或其他网络募捐方式筹集医疗资金的行为日益增多。但是目前规范或促进慈善医疗发展的政策文件较少，慈善医疗救助缺乏有关的政策支持。

二、城镇职工基本医疗保险制度

（一）城镇职工基本医疗保险制度的产生

1994 年国务院发布的《关于江苏省镇江市、江西省九江市职工医疗保障制度改革试点方案批复的通知》，提出在江苏省镇江市、江西省九江市进行职工医疗保障制度改革试点（以下简称"两江"试点）。1996 年国务院在总结"两江"试点的基础上，新增 56 个城市推广职工医疗保障制度改革。随着职工医疗保障制度改革试点取得成效，国务院 1998 年颁布《关于建立城镇职工基本医疗保险制度的决定》，正式提出在全国范围内进行城镇职工基本医疗保险制度改革，以此为起点，我国进入了社会医疗保险的发展阶段。我国城镇职工基本医疗保险制度从 1994 年"两江"改革试点到 2023 年经历将近 30 年的发展，并不断改革完善，扩大其覆盖范围、提高其参保质量、切实维护参保人医保权益。

（二）城镇职工基本医疗保险制度框架

1.目标和原则

医疗保险制度改革的目标任务是：适应社会主义市场经济体制，根据财政、企业和个人的承受能力，建立保障职工基本医疗需求的社会医疗保险制度。建立城镇职工基本医疗保险制度的原则是：基本医疗保险的水平要与社会主义初级阶段生产力发展水平相适应；城镇所有用人单位及其职工都要参加基本医疗保险，实行属地管理；基本医疗保险费由用人单位和职工双方共同负担；基本医疗保险基金实行社会统筹和个人账户相结合的原则。

2.覆盖人群

城镇职工基本医疗保险制度强制覆盖城镇所有用人单位，包括企业（国有企业、集体企业、外商投资企业、私营企业等）、机关、事业单位、社会团体、民办非企业单位及其职工，即所有的正规就业人群，都要参加基本医疗保险。

3.资金筹集

医疗保险费由用人单位和职工共同缴纳，用人单位缴费率应控制在职工工资总额的 6%左右，职工缴费率一般为本人工资收入的 2%。基本医疗保险基金由统筹基金和个人账户构成。职工个人缴纳的基本医疗保险费，全部计入个人账户。用人单位缴纳的基本医疗保险费分为两部分，一部分用于建立统筹基金，一部分划入个人账户。划入个人账户的比例一般为用人单位缴费的 30%左右，统筹基金和个人账户要划定各自的支付范围，分别核算，不得互相挤占。

4.保障待遇

我国医疗保险支付实行目录管理，支付目录包括药品目录、诊疗目录和医疗服务设施目录。职工医保实行"统账结合"，即个人账户保小病门诊，统筹基金保住院和门诊大病。统筹基金的起付标准原则上控制在当地职工年平均工资的 10% 左右，最高支付限额原则上控制在当地职工年平均工资的 6 倍左右。起付线以下的医疗费用，从个人账户中支付或由个人自付。起付标准以上、最高支付限额以下的医疗费用，主要从统筹基金支付，个人也要负担一定比例。门诊保障功能近几年也在逐步完善，门诊慢性病、多发病、常见病的普通门诊费用均纳入统筹基金支付范围，政策范围内支付比例从 50% 起步。

三、城乡居民基本医疗保险制度

（一）城乡居民基本医疗保险制度的产生

城乡居民基本医疗保险制度是根据国务院 2016 年发布的《国务院关于整合城乡居民基本医疗保险制度的意见》，由新型农村合作医疗制度和城镇居民基本医疗保险制度整合而来的一项新制度。新型农村合作医疗制度是我国于 2003 年正式提出建立的一项针对农村居民的医疗保险制度，是由政府组织、引导、支持，农民自愿参加，个人、集体和政府多方筹资，以大病统筹为主的农民医疗互助共济制度。城镇居民基本医疗保险制度是我国于 2007 年提出建立的一项覆盖全体城市非从业居民的基本医疗保险制度，以实现基本建立覆盖城乡全体居民的医疗保障体系的目标。城镇居民基本医疗保险制度的建立标志着我国基本医疗保险实现了制度全覆盖。[①]

（二）城乡居民基本医疗保险制度框架

1.目标和原则

城乡居民基本医疗保险制度的建立和完善是为了逐步在全国范围内建立起统一的城乡居民医保制度，推动保障更加公平、管理服务更加规范、医疗资源利用更加有效，促进全民医保体系持续健康发展。城乡居民基本医疗保险制度主要遵从四项基本原则：一是统筹规划、协调发展，按照医保、医疗、医药协同治理的要求，强化制度的系统性、整体性、协同性。二是立足基本、保障公平，保障城乡居民公平享有基本医保待遇，实现城乡居民医保制度可持续发展。三是因地制宜、有序推进，确保群众基本医保待遇不

---

① 乔学斌,王长青．卫生管理学[M].北京：中国中医药出版社有限公司,2023.

受影响，确保医保基金安全和制度运行平稳。四是创新机制、提升效能，要坚持管办分开，落实政府责任，完善管理运行机制，深入推进支付方式改革，提升医保资金使用效率和经办管理服务效能。

2.覆盖人群

城乡居民基本医疗保险制度覆盖范围包括除职工基本医疗保险应参保人员以外的其他所有城乡居民。农民工和灵活就业人员依法参加职工基本医疗保险，有困难的可按照当地规定参加城乡居民医保。

3.资金筹集

城乡居民基本医疗保险制度实行个人缴费与政府补助相结合为主的筹资方式，鼓励集体、单位或其他社会经济组织给予扶持或资助。不同经济发展水平的地区，按照基金收支平衡的原则，合理确定城乡统一的筹资标准。城乡居民基本医疗保险基金执行国家统一的基金财务制度、会计制度和基金预决算管理制度。城乡居民医保基金纳入财政专户，实行"收支两条线"管理。基金独立核算、专户管理，任何单位和个人不得挤占挪用。结合基金预算管理全面推进付费总额控制。基金使用遵循以收定支、收支平衡、略有结余的原则，确保应支付费用及时足额拨付，合理控制基金当年结余率和累计结余率。

4.保障待遇

城乡居民基本医疗保险制度遵循保障适度、收支平衡的原则，均衡城乡保障待遇，逐步统一保障范围和支付标准，为参保人员提供公平的基本医疗保障。城乡居民基本医疗保险基金主要用于支付参保人员发生的住院和门诊医药费用。稳定住院保障水平，政策范围内住院费用支付比例保持在75%左右，门诊保障水平也在稳步提升。根据筹资水平逐步缩小政策范围内支付比例与实际支付比例间的差距。

四、我国医疗保障制度改革进展概况

2020 年，中共中央、国务院印发了《关于深化医疗保障制度改革的意见》，这是中华人民共和国成立以来首次以党中央名义发布的医疗保障领域的纲领性文件，标志着我国医疗保障制度改革从长期试验性改革状态步入以全面建成高质量、可持续的中国特色医疗保障制度为目标的新发展阶段。近几年医疗保障制度的改革主要取得了以下进展：

从医保基金使用监管法规开始，起草《医疗保障法（征求意见稿）》，开启了医疗保障法治化大幕；做实基本医疗保险制度市级统筹并迈向省级统筹，促进基本医疗保险制度的统一公平；推出医保个人账户改革，完善现行制度的内在不足；药品、耗材集中带量采购确立了医保的战略性购买地位；医疗保险支付方式改革快速推进，发出了明确的医疗服务价值导向信号；医保应对新冠疫情的政策，助推了医疗保障应急机制的建立；中国特色的"惠民保"兴起，推动了商业健康保险的发展；规范化、标准化、信息化建设扎实推动了医保治理现代化；医保药品目录动态调整机制的建立，确保满足参保人员基本医疗需求。

第四章　卫生科教管理

第一节　医学教育管理与卫生科技管理

一、医学教育管理

（一）医学教育管理的概念

医学教育是整个教育体系的一个重要组成部分，是卫生人力资源开发、卫生事业发展的基础。医学教育泛指以医学科学为主要教育内容、以培养各种类型的医学专业人才为目标的教育活动。整个医学教育系统是建立在普通教育基础之上的，它一般由"基础医学教育、毕业后医学教育和继续医学教育"三个阶段组成，这三个阶段既相互联系，又相互区别。

医学教育管理是对医学教育资源（包括人力、物力、财力、时间、信息、技术等）进行合理组合，使之有效运转，以实现医学教育管理目标的协调活动过程。作为一门学科，它是研究医学教育的基本活动及其发展规律的科学。医学教育管理，主要管理基础医学教育、毕业后医学教育和继续医学教育三个阶段的医学教育工作及各种形式的医学教育活动。

基础医学教育包括高等医学教育、中等医学教育、初等医学教育。我国高等医学教育的主要任务是在教育、卫生工作方针指导下，培养德智体全面发展的合格的高级医药卫生人才，同时承担医学科学研究和提供高水平的医疗卫生保健服务；中等医学教育的主要任务是培养各类中级医药卫生人才，为加强基础医疗卫生工作，发展我国城乡医药卫生事业服务；初等医学教育是对基层卫生组织中从事简易技术工作的初级卫生技术人员进行的专业培养。

毕业后医学教育是对在医学院校毕业后的卫生人员进行规范化的培训。建立住院医师规范化培训制度是近年来对卫生人员进行规范化培训的重要途径，只有全面建立国家住院医师规范化培训制度，实现与国际主流医学教育培训模式接轨，从根本上提升我国临床医师队伍的素质和水平，才能更好地满足人民群众日益增长的医疗服务需求。

继续医学教育是医学教育体系的重要组成部分，它以学习现代医学科学技术发展的新理论、新知识、新技术、新方法为重点，注重先进性、针对性和实用性。坚持教育方式的多种形式，注重质量和实效，大力发展远程教育，健全远程继续医学教育网络；坚持普及与提高相结合，创造优秀卫生技术人才脱颖而出的良好环境；坚持实事求是、因地制宜的原则。继续教育是指广大在职卫生技术人员主动适应卫生服务需求、全面提升职业素质、实现终身教育和职业发展的一项基本医学教育制度。

（二）医学教育管理的任务

医学教育管理的任务是通过制定科学合理的医学教育管理体制、层次结构、发展规划和积极有效的医学教育评估，努力开发卫生人力资源，保证为卫生事业的健康、可持续发展提供数量适中、质量优良的医疗卫生人才，为人民群众健康服务，为社会主义现代化建设服务。

具体来说，医学教育管理的任务可以进一步划分为宏观和微观两个层次：在宏观层次上，把医学教育作为一个整体来研究这一专业性系统的组织结构、布局、规模和发展方向等；在微观层次上，把医学教育过程本身作为研究对象，通过调查研究和改革，从理论上阐明医学教育的培养目标、课程体系、教学方法和考试评价等教学环节，使其更加符合现代教育思想的要求。

（三）医学教育管理存在的问题与改革方向

1.医学教育管理存在的问题

医学教育是卫生健康事业发展的重要基石。近年来，我国医学教育蓬勃发展，为卫生健康事业输送了大批高素质医学人才。在重大疫情防控中，我国医学教育培养的医务工作者发挥了重要作用。但同时，面对疫情提出的新挑战、实施健康中国战略的新任务、世界医学发展的新要求，我国医学教育现阶段存在人才培养结构亟须优化、培养质量亟待提高、医药创新能力有待提升等问题。

关于医学人才培养，目前看还存在一些结构性问题，主要表现在：医学教育总体招生规模较大，但整体层次偏低，全科医学人才、高层次公共卫生人才短缺明显，高层次复合型医学人才培养也亟待加强；医学教育改革创新发展与"大国计、大民生、大学科、大专业"的新定位存在差距；服务健康中国建设和教育强国建设的能力一般。

2.医学教育改革方向

国务院办公厅关于加快医学教育创新发展的指导意见提出医学教育目标，到2025年，医学教育学科专业结构更加优化，管理体制机制更加科学高效；医科与多学科深度交叉融合、高水平的医学人才培养体系基本建立，培养质量进一步提升；医学人才使用激励机制更加健全。到2030年，建成具有中国特色、更高水平的医学人才培养体系，医学科研创新能力显著提高，服务卫生健康事业的能力显著增强。

强化医教协同，推进以胜任力为导向的教育教学改革，优化医学专业结构。完善毕业后医学教育制度，支持新进医疗岗位的本科及以上学历临床医师均接受住院医师规范化培训。健全继续医学教育制度。

（1）全面优化医学人才培养结构

一是提升医学专业学历教育层次。大力发展高职护理专业教育，稳步发展本科临床医学类、中医学类专业教育，适度扩大研究生招生规模。

二是着力加强医学学科建设。加大医学及相关学科建设布局和支持力度，优化学科专业结构，大力度推进麻醉、感染、重症、儿科等学科建设和专业人才培养。

三是加大全科医学人才培养力度。逐步扩大服务基层的定向免费全科医学生培养规模，各地结合实际为村卫生室和边远贫困地区乡镇卫生院培养一批高职定向医学生，加快培养防治结合全科医学人才。系统规划全科医学教学体系，加强面向全体医学生的全科医学教育，建设100个左右国家全科医学实践教学示范基地。开展临床医学（全科医学）博士专业学位研究生招生培养工作，扩大临床医学（全科医学）硕士专业学位研究生招生规模。加快推进全科医生薪酬制度改革，拓展全科医生职业发展前景。

四是加快高水平公共卫生人才培养体系建设。建设一批高水平公共卫生学院，将公共卫生硕士专业学位培养计划作为公共卫生研究生教育的主体培养计划，创立发展公共卫生博士专业学位教育，加大高层次专业人才供给。

五是加快高层次复合型医学人才培养。促进医工、医理、医文学科交叉融合，推进"医学+X"多学科背景的复合型创新拔尖人才培养，开展高端基础医学和药学人才培养改革。

（2）提升医学教育人才培养质量

一是提高入口生源质量。依托高水平大学建设一批一流医学院，扩大中央部门所属院校本科医学专业招生规模，在"强基计划"中加大对医学教育支持力度。

二是培养仁心仁术的医学人才。深化教学内容、课程体系和教学方法改革，推进"卓越医生教育培养计划2.0"，建设600个左右医学本科一流专业建设点。推进医学教育课堂教学改革，加强教研室等基层教学组织建设，强化对医学生的公共卫生与预防医学、传染病防控知识等教育。加强护理专业人才培养，提升学生的评判性思维和临床实践能力。

三是传承创新发展中医药教育。集中优势资源做大做强中医药主干专业，把中医药经典能力培养作为重点，强化学生中医思维培养。试点开展九年制中西医结合教育，培养少而精、高层次、高水平的中西医结合人才。

四是夯实高校附属医院医学人才培养主阵地。医教协同加强和规范高校附属医院管理，强化附属医院临床教学主体职能，加强医学生临床实践能力培养，着力推进医学生早临床、多临床、反复临床。

五是系统推进综合性大学医学教育统筹管理。实化医学院（部）职能，完善大学、医学院（部）、附属医院医学教育管理运行机制，保障医学教育的完整性。

六是建立健全医学教育质量评估认证制度。加快推进医学教育专业认证，构建医学专业全覆盖的医学教育认证体系，建立具有中国特色、国际实质等效性的院校医学教育专业认证制度。

七是加快建立医药基础研究创新基地。发挥综合性大学学科综合优势，建立"医学+×"多学科交叉融合平台和机制。围绕生命健康、临床诊疗、生物安全、药物创新、疫苗攻关等领域，建设临床诊疗、生命科学、药物研发高度融合，医学与人工智能、材料等工科以及生物、化学等理科交叉融合，产学研融通创新、基础研究支撑临床诊疗创新的具有中国特色、世界水平的医药基础研究创新基地。

（3）健全住院医师规范化培训制度

在保障住院医师合理待遇方面，一是要求住培基地要制定培训对象薪酬待遇发放标准，并向全科、儿科等紧缺专业倾斜。

二是对面向社会招收的培训对象，由住培基地依法与其签订劳动合同，明确双方权利义务，劳动合同到期后依法终止，培训对象自主择业。

三是面向社会招收的普通高校应届毕业生住培合格当年在医疗卫生机构就业的，在招聘、派遣、落户等方面按当年应届毕业生同等对待。

四是经住培合格的本科学历临床医师，在人员招聘、职称晋升、岗位聘用、薪酬待遇等方面，与临床医学、中医专业硕士研究生同等对待。这也是破除"唯学历"的重要举措。

在全面提升住院医师培训质量方面，一是将医德医风相关课程作为必修课程，培养仁心仁术的好医生。

二是夯实住院医师医学理论基础，强化住院医师临床思维、临床实践能力培养。

三是加强全科等紧缺专业住院医师培训力度，加强公共卫生医师规范化培训，培养一批防治复合型公共卫生人才。

四是加强信息化建设，择优建设一批国家住培示范基地、重点专业基地、骨干师资培训基地和标准化住培实践技能考核基地。

五是推进毕业后医学教育基地认证和继续医学教育学分认证，将住培结业考核通过率、年度业务水平测试结果等作为住培基地质量评估的核心指标。

（4）推进继续医学教育创新发展

一是针对新冠肺炎疫情暴露出的医务人员知识和技能的短板，在以往强调将医德医风、法律法规等知识作为必修课的基础上，进一步明确要求将急诊和重症抢救、感染和自我防护以及传染病防控、健康教育等公共卫生知识和技能作为医务人员必修课。

二是大力发展远程教育，健全远程继续医学教育网络，逐步推广可验证的自学模式。

三是在经费保障方面，要求用人单位要加大投入、依法依规提取和使用职工教育经费，保证所有在职在岗医务人员接受继续医学教育和职业再培训。

四是将医务人员接受继续医学教育的情况纳入其年度绩效考核的必备内容。

二、卫生科技管理

（一）卫生科技管理的概念

卫生科技管理就是将现代管理学原理、方法应用于卫生科技活动中，以实现卫生科技活动中各要素的最佳配合并发挥出最佳效能。改革开放以来，在"科教兴国"战略的指导下，我国卫生科技工作为促进经济建设和社会发展做出了突出贡献，科技自身实力也得到了较大幅度的提高。但是，21世纪是科学技术日新月异、迅猛发展的世纪，以信息技术、生物技术、纳米技术为代表的高新技术及其产业的发展对卫生科技提出了严峻的挑战。同时，科技体制改革、教育体制改革和卫生体制改革的不断深化，也对卫生科技的发展提出了更高的要求。提高卫生科技管理人员的管理水平，加强卫生科技管理的技术创新，发展高科技，推进临床新技术的推广应用是卫生科技管理的重要内容。

（二）卫生科技工作面临的机遇和挑战

在我国经济产值增长中，科技进步的贡献率只占30%，而工业发达国家已达60%以上，大力依靠科技进步推进经济发展刻不容缓。医疗卫生是高科技智力密集型服务行业，在世界经济步入知识经济时代的背景下，中国的卫生发展应该建立在科技进步的基础上，以使我国卫生事业的发展进入以科技进步和技术创新为强大推动力的阶段，迅速缩短与发达国家之间的差距。

1.卫生科技工作面临的机遇

（1）卫生科技工作战略意义日益凸显

医疗与健康关系着社会和谐、经济发展与政治稳定，各国政府均着力发展医学科技，以解决重要疾病防治难题，实现人人享有卫生保健为目标。健康水平的提升成为衡量和评价各国社会发展状况的重要指标之一，众多国家已经启动健康战略并正在实施，医学科研投入经费比重日益加强。无论是投入经费总量还是科技经费的比例，我国医学科技投入与发达国家相比还存在较大差距。进一步加大医学领域的科技投入，加快医学科技的发展，具有重大战略意义。

（2）健康需求快速增长

健康是人类自身最普遍、最根本的需求。现阶段我国健康需求的主要特点是起点低、总量大，居民整体健康状况相对较差。随着经济条件、教育程度、科学技术、产业发展等各要素水平的不断提高，广大公众健康需求快速释放，人们越来越重视防病治病，拉动了医疗服务业及包括药品和医疗器械在内的生物医药产业的快速发展，也导致我国医疗资源紧缺的问题越来越突出。同时，伴随着广大公众健康意识的不断提高，家庭医疗、康复保健、个人健康等产品逐步成为新的市场增长点，医疗保健消费支出在个人消费支出中所占比例逐步提高，现代健康服务业快速增长。医学科技的目的已不仅仅是解除病痛，更要为满足人们健康水平提高和生活质量提升等多层次需求提供更好的健康服务。

（3）科技创新高度活跃

认识生命现象和解决健康问题带来的内生动力及以生命科学为主的多学科理论和

方法的不断进步，促进了医学研究的深度和广度不断拓展。分子、细胞、组织、器官、系统及整体等层面的研究不断深入，推动医学向预测、预防和个体化诊疗等新的方向加速发展；医学影像、分子诊断、基因治疗、细胞治疗、微创手术、组织工程、生物医用材料、靶向药物治疗、无创检测、实时监测、数字化医疗、远程医疗、移动医疗等新技术不断发展，疾病防治手段和医疗服务水平不断进步；传统医药的健康观念、医疗实践与现代医学的结合日趋紧密，中西医融合发展已经成为我国医学科技发展的显著特色；多学科的交叉融合日益广泛，医学逐步成为促进生物、材料、信息、工程等学科领域集成融合应用的重要引擎，医学科技发展进入了重要的战略机遇期。

2.卫生科技工作面临的挑战

（1）封闭循环，管理机制须创新

国内目前卫生科研力量主要集中在医学院校及其附属医院，各个大学之间人才流动、科研平台共享等方面运行不畅，一定程度上存在封闭循环、重复建设现象。部分医疗机构是一种小作坊式的科研模式。在卫生体系内部，目前普遍存在"重医轻防"，医疗与预防、康复、护理相对割裂的现象。医学是一个整体，这种割裂不利于卫生资源的集约化、精细化管理。要充分利用医疗资源，必须创建有效机制，促进卫生资源的纵向联合和横向流动，达到卫生资源科技研究的效益最大化。

（2）资金投入不足

尽管近年来国家对于科研项目和人才培养的投入在不断增加，但科研投入与国内生产总值的比值及人均科研项目经费仍处于较低水平。

（3）社会使命感缺失

在现行管理制度导向下，考量医务工作者的科研指标主要是学术论文和科研课题，这样必然在一定程度上会出现科研和临床相脱离、单纯"为科研而科研"的现象。部分科研人员不能以临床需要、患者的需求、维护人们的健康作为科研的出发点，而是为了自身升职称、拿奖项，不能将个人的职业生涯规划和卫生改革大方向有机结合，这样取得的科研成果很难为人类的健康事业做出贡献。

（三）医学科技管理存在的问题与改革方向

1.医学科技管理存在的问题

随着国家对科学研究投入加大，科研项目数量越来越多，医学科研机构在国家政策引导下积极探索科研项目管理新方法。医学科研项目管理有着科研领域普遍存在的重申报、轻过程等管理不到位的突出问题，缺乏过程督察和预警机制。由于顶层设计、统筹协调、分类资助方式等工作不够完善，资源配置存在部分重复、分散、封闭等不良现象，导致科研经费投入增加，科研产出效率不高的问题愈发凸显。同行评议制度为项目评价通用方式，能较为公正地体现科学家的学术水平，但也存在因对专家遴选和评审控制上的不足而出现专家水平参差不齐、外行评审内行等问题。科研管理人员多数时间去处理繁杂的项目立项与组织管理工作，严重影响创新思维，科研管理受行政化思维主导，存在"重管理，轻服务"现象。研究成果的多寡与科研项目管理水平的高低密切相关。科研项目管理存在的问题直接影响科研工作的良性开展，阻碍科学研究的创新发展，不利于高水平科技成果产出。在健康中国战略实施背景下，建立顺应科技体制改革、有利于创新发展的科研项目管理机制迫在眉睫。

2.医学科技管理改革方向

（1）开展科研管理体制机制改革

我国应持续加大医学科学研究的经费投入。医学研究长周期和高度集成的医学资源需求等特点必然要求医学科研应以长期稳定支持为主，长期稳定支持机制可促使科研人员敢于去从事"无人区"和高风险研究，潜心做一些基础性、战略性的长线项目，推动科研人员回归学术初心，助力建设求真务实、水到渠成的创新文化。在长期稳定的经费支持机制下，采取"顶层设计、稳定支持"与"自由申报、适度竞争"相结合的方式。适度竞争的方式可极大地保持科研人员的创新活力。为避免经费过度集中到某些特定专家及团队而导致"马太效应"，可实行限项支持。明晰项目内课题间的逻辑关系，避免简单的任务堆砌，并将科研人员和课题作为项目内考核的基本单元。建立健全创新人才使用、培养和激励保障制度，形成高水平、结构合理的人才团队，为医学可持续发展注入持久动力，促使科学研究与人才培养和学科建设紧密结合。

（2）加强横向沟通机制，构筑科技发展战略同盟

医学研究具有高度的复杂性，有效的系统整合是医学科技发展的内在需求。传统的条块分割、各自为战的研究模式，严重制约着医学科技的发展。要加强医学科技工作的统筹协调，加强有效的横向沟通，促进全社会医学科技资源优化配置、综合集成和高效利用。通过政府引导，在各地区不同医疗集团之间建立常态化横向合作机制，形成科技

交流与合作的协同效应和叠加效应，充分显示规模化、集团化的优势，实现卫生科技资源利用的最大化；建立临床研究人员与基础医学研究人员间信息沟通和学术交流的机制和平台，着力引导将基础研究成果尽快转化为可以产生临床效益的技术和产品；注重学科领域整合，以交叉学科研究中心等方式促进医学科技的快速发展，以期在基础性、原创性研究方面取得新突破。

（3）加大科技管理工作力度

在破除"SCI论文至上"（SCI，Science Citation IndexTM，科学引文索引）等科研评价顽疾背景下，科研评价体系重构是适应新时代我国科研管理和科技创新发展的迫切需要，同行评价与定量分析共同成为判断学术质量的重要依据，可在完善基于专家信用和能力的学术同行专业评价的基础上，通过构建科学高效的项目评价工具和方法，对项目产出和成果的质量、贡献、影响进行有效识别。科学设立分类评价指标体系，提升项目评价的合理性，对代表性成果的科学性、创新性、社会经济效益等进行评价，破"五唯"，立新标，遴选真正的行家里手。压实项目实施环节各主体的责任，健全科技责任制，形成牵头单位对科研院所负责、项目首席专家对牵头单位负责、课题负责人对项目负责、各科研人员对课题负责的责任体系。

（4）积极推进临床新技术的推广应用

医学科技的根本落脚点是有效解决临床实际问题和切实提高公众健康水平。当前，基础医学、前沿技术的快速发展与实际应用脱节的问题非常突出。要有效解决基础研究、临床应用、产业发展之间缺乏有效合作机制等问题，在基础研究与临床应用之间建立更直接的联系，缩短从科学发现到技术应用的时间，将研究成果快速转化为可应用的技术、产品、方法、方案或指南并应用于临床实践，同时采取积极的政策措施，加速新技术、新方法及适宜技术的推广应用，使广大群众受益。

（5）完善人才培养和科研激励

要推动卫生科技持续发展，必须加大有效投入，做好人才培养工作。通过建立科学的人才培养制度，继续推进建立人才高地战略，做好科研、临床、护理、预防等各方面从基础人才到精英人才的培养工作；夯实卫生科技发展的基础，进一步完善住院医师规范化培训体系，稳步推进专科医师规范化培养，将医学院校教育、毕业后教育与继续医学教育无缝连接；构建从基础到临床，从预防到诊疗，从治疗到护理，环环相扣、相互衔接的人才培养机制。注意加强对中青年优秀医学人才的培养，提高卫生研究人才的创新能力和实践能力，形成高素质人才团队储备。加大科研项目的投入力度，建立科研投资多元化体系，鼓励和引导社会资本进入卫生科技领域，完善科技奖励激励制度，保护医学科技工作者热情和自主创新主体利益，实现有限资金的科学高效配置，进一步提高科技成果转化率和科技进步贡献率。

（6）加大科研经费的筹措力度

医学科技管理工作仅靠"吃皇粮"是远远不够的，必须破除"等、靠、要"的思想，要解放思想，改革创新，多方位、多途径地筹措科研经费。要依据自身优势和特色，从国家、省、市科研部门争取项目和经费，多方筹措，以弥补科研经费的不足。要积极依靠医院、科研院所和医学院校等大单位的科研力量，获取研究经费，完成科研课题，取得科研成果。同时，除纵向课题外，还要与企事业相关单位加强交流合作，积极开拓横向课题合作，充分发挥自身的技术优势和科研优势，利用对方的经费优势和设备优势，实行共同研究、共同开发、利益共享。

（7）完善绩效评估

注重科技投入的产出效益。随着医疗卫生体制改革的深化，科研绩效评估的重要性愈显突出。通过绩效评估，能够准确跟踪和监测现有的优势学科、优秀人才及在建科研项目的工作状况和成果，能够有效地引导医学科技投入的重点和方向。因此，在认真研究科研绩效评估的理论和方法的同时，更要在实践中积极探索，使医学科技的投入与促进医疗卫生事业的发展更加紧密地结合起来。

（8）重视科研管理人员能力建设

科研管理人员是连接科技成果创造者与顶层管理决策者的桥梁，其素质决定科研项目的高度和实施水平。科研管理人员应正视并重视科研管理工作，具备一定的医学科技创新格局，升级科研管理思维，从提升医学创新能力和核心竞争力的高度思考问题，深入学习并系统研究科研项目管理工作，多与项目组沟通，将被动等待科研的管理模式，转变为主动下一线去服务，在沟通中及时发现不足，总结经验教训，研究完善应对举措，增强服务意识，切实为科研人员解决管理机制中凸显的问题，提升服务质量和效能，为医学科技创新发展提供智力支持。

第二节 高等医学院校的管理

一、高等医学院校的教学管理

（一）教学计划管理

教学计划的管理是高等医学院校管理的重要内容。教学计划是学校管理过程的起始环节，也是高等医学院校为培养未来医学卫生人才而精心设计的一个"总方案"，它是检查高等医学院校管理的主要依据。教学计划管理可分为程序管理和运行管理两个方面。

1.教学计划的程序管理

高等医学院校的教学计划程序管理包括计划制订、组织实施、检查控制和反馈调节。

（1）计划制订

高等医学教学计划必须从整体出发，全面考虑国家、社会和学校自身等各方面的实际，从宏观层面和微观层面进行把握。从宏观层面来看，在整个教育大系统中，高等医学教育是高等教育事业中的一个重要分支，因此在制订高等医学教学计划时，必须综合考虑高等学校理、工、文、史、哲等系统对医学教育的渗透与影响，同时结合世界医学科学技术的发展和我国建设实际，制订具有中国特色的高等医学教学计划。从微观层面来看，一所学校就是一个系统，教学计划的制订涉及因素众多，如教师的科研水平和教学能力、学生的思想政治素养、附属医院的状况、教学设备等。学校要根据各自的实际情况，调动教职工深入调查研究的积极性，力求制订出切实可行的教学计划。

（2）组织实施

教学计划一旦确定，就要组织各院、各系、各教研室等实施，共同执行教学计划所规定的培养目标，确定教学内容，以及应采取的教学方法。各相关部门应根据各自的工作性质，执行各自的工作职能，建立起稳定、协调的教学秩序，使学校领导和教学行政部门能合理地组织，科学地指挥和调度，不断提高学校的管理水平。[①]

[①] 冯川钧，黄丹丹，程博.中国高等医学教育发展概述[M].成都：四川大学出版社,2019.

（3）检查控制

检查是教学计划管理的中间环节，它的意义在于预见性地监督和检验教学计划的实施。由于各执行部门和人员对教学计划的认识差异和理解差异，教学计划在执行过程中往往会有所偏差，因此，学校领导和教务部门要定期组织检查。及时检查既可以发现问题，进行有效的控制，避免损失，又可以总结经验，推动教学工作。一般情况下，检查和控制是同步进行的。

（4）反馈调节

教学计划不是一成不变的，随着医学技术的不断进步、社会发展的需要、学校办学条件的变化，教学计划也会随之变化。因此，教学行政部门必须随时注意信息的反馈，并及时做出相应的分析和判断，如有变化，应及时做出调整。为了准确、及时、有效地反馈信息，不少医学院校建立了专业的反馈系统，如医学教育研究室、专家咨询委员会，利用这些专门机构向学校领导和教学行政部门提供各种教学信息和可供选择的调整决策方案，不断提高学校管理水平。

2.教学计划的运行管理

高等医学教学计划的运行管理是以实现教学计划、编排和执行课程表为中心的一系列工作和程序性管理活动，是教学管理系统中的一项中心管理内容。教学运行管理实质上是将不同的专业、各类型的课程、有一定质量的教材、集科研与教学于一身的教师合理地组成一个高效率的教学运行流程，这是一个多序列、多层次、多因素的动态过程。

（1）制订开课计划

开课计划是教学计划在一个学期中具体执行的工作时间表，也是把一个学期教学计划中所规定的各项教学任务落实到个人的一种教学管理活动。制订开课计划应按下列管理程序进行：①按系制订本学期各专业的开课计划。其主要内容包括课程门数、学时安排、各门课程教学环节（如课堂讲授、课堂讨论、实验课、考试考查等）的具体学时分配，以及毕业实习、社会调查、生产劳动、军事训练、毕业设计或毕业论文的时间安排等。同时还应包括同类课程合班上课的组合、实验课的分组、实习的地点和分组等。②按系开出各项教学任务通知书，上报学校主管部门，经核对、批准后，再由系下达到相关教研室。教学任务应在学期结束前下达到有关教研室（组）。跨系（学科）承担教学工作的教师，其教学任务交由学校教务部门汇总，统一下达。③按教研室落实承担教学任务的教师。教研室应安排教学经验丰富、教学效果好的教师承担一线教学工作，以保证教学质量。教师应正确处理教学与科研、教学与进修等教学与其他工作的关系。

（2）编排课程表

编排课程表是教学计划运行管理的中心环节。它的主要功能是合理组织教学过程中的时间、空间和人力，可以说是教学过程的总调度。科学地编排好课程表是学校工作正常运转、稳定学校教学秩序的重要保证。编排课程表应符合以下原则：①适当间隔的原则。要充分考虑学生的脑力负担，将脑力负担较重和脑力负担较轻的课程进行适当的间隔；同一课程的教学时间安排也要保持适当的距离，以便学生复习消化。学时和作业多的课程要隔天安排，作业较重的课程不要集中在一天，要保证学生有复习、自学的时间。②生物钟原则。根据精力、脑力和学习能力三者的动态曲线编排课程表。一般来说每天上午第一至第三节课，是学生学习效率最佳、师生精力最充沛的时间，较为重要的基础课和专业课应安排在此时间段；实验课和课堂讨论宜安排在下午或晚上。③充分利用教学设备和条件的原则。教室、实验室的利用率很大程度上取决于课程表安排是否合理，为了减少实验仪器设备的闲置或浪费、充分发挥教学投资的最佳作用，应尽可能充分地利用教学设备和条件。

初步排定课程表后，要进行多次检查，尤其要注意检查几个专业同时开设的课程，在教学进程、教学时数、教室、实验室的安排上是否合理，若有矛盾，应进行必要的调整。课程表一经排定，一般不轻易变动，以求稳定。

（3）组织教学安排的实施

组织教学安排的实施是教学计划运行管理中的执行环节。它的主要内容是时刻了解教学信息，控制教学进度，检查和分析教学质量状况以及处理临时发生的一些故障。在一般情况下，学校的教学安排是不会出故障的，但由于受主客观情况变化的影响，有时也难免有突发情况出现。这时，针对不同程度的故障要向不同的部门报备。重要的教学故障要及时向校长或院长报告，临时发生的故障应按照教学行政部门正常程序处理。如要临时调课，应由教学部门统一安排。

（二）教学质量管理

保证优秀的教学质量是高校一切工作的首要目标。教学质量管理是高校管理工作的重要内容，它包括教学质量的设计、控制和改进。教学质量设计是指制定一套在某个阶段内必须达到的教学质量目标和标准，以及相关的管理和作业程序；教学质量控制是指将实际教学质量同质量标准对比，并对其差异采取措施的调节管理过程；教学质量改进是指使教学质量水平达到新高度的过程。教学管理制度是协调和稳定教学秩序，使教学系统正常运转的根本保证。

1.教学质量设计

教学质量设计主要包括建立衡量教学质量的标准和指标体系，即对教学过程及其效果的质量特性进行识别、分类和衡量，确定教学质量目标和质量要求，明确制约教学质量的主要因素。此外，教学质量设计还包括制订管理和操作计划，即为实现教学质量目标制定管理和操作程序，其中包括质量改进的计划、组织和活动。

2.教学质量控制

教学质量控制是测量实际教学质量的调节管理过程。这个调节管理过程包括以下四个步骤：第一，选择教学质量控制对象，即挑选需要对什么加以控制，对象的选取和测量是使教学质量控制过程取得预期效果的重要前提。第二，针对要控制的对象，选择合适的测量手段，进行实际的测量。第三，分析实际测量结果与有关教学质量标准之间存在的差异及这些差异存在的原因，质量差异的原因分析是关键。第四，根据差异及其原因提出改进措施并付诸实践。

3.教学质量改进

教学质量改进即针对教学过程中长期存在的质量问题，采取有效措施，从根本上改变这一现状，使教学质量能够迈上一个"新台阶"。对教学质量进行改进，首先要进行必要性与可行性论证，之后选择突破口，然后组织落实，同时要提高教学质量意识，最后采取措施，贯彻实施，在新的水平上控制质量。当教学质量改进成功之后，应及时总结经验，把改革的成果纳入教学质量标准，使教学质量稳定地控制在新的水平上。

二、高等医学院校的科研管理

与教学管理相比较，进行科研管理与其有着相似的理由，只是背景不同。如果科研活动单一，任务不多，那么进行管理的意义就不大，但是现在大学的科研活动日益繁杂，进行科研管理很有必要。现代社会对科研的需求不只来源于经济，还来源于政治、文化、农业、工商业等各方面。高等学校要充分发挥科研作用，满足多样化的市场需求，就必须加强科研管理。高校科研管理的主要内容包括科研规划、科研队伍管理、科研成果管理等方面。

（一）科研规划

科研规划是指全面和长远的计划。高校的科研规划是在科学规划的基础上进行决策的结果，制定规划的过程也是目标和方案选择的过程，也就是决策的过程。在制定规划的过程中，必须根据本校的科研工作特点和科研管理原则，全面考虑和安排各个层次的科研活动。

（二）科研队伍管理

加强科研管理队伍建设，必须选择高素质的人才充实管理队伍，重视在岗人员素质能力的培训，提高管理人员的信息获取能力、信息处理技术和服务能力。其具体要求如下：

1.统一思想，提高认识

在各级领导班子及全体职工中进行"管理是科学、是生产力"的教育，达成科技队伍、管理队伍应"一把抓"的共识，使大家认识到高水平的科学研究需要高素质的科研队伍，扭转大家对管理工作、管理队伍认识上的偏差，向管理要效益、要成果。

2.制定政策，稳定队伍

吸引优秀专业人员及有志于科研管理的工作者加入科研管理队伍，并在师资培养、工资待遇、职称晋升、住房条件、出国学习等方面制定优惠政策，使科研管理队伍能聚集一批德才兼备、富有创造力的管理人才。

3.加强科研管理队伍建设

加强科研管理队伍建设需要培养一批优秀的管理人才和若干优秀管理学家。对有培养前途并立志从事管理工作的青年人，鼓励他们去综合类大学或理工类大学攻读管理专业，以取得第二学位，支持他们攻读管理学硕士学位和博士学位，积极指导他们进行管理学研究。有计划地从相关管理专业引进一批本科生和研究生充实科研管理队伍。常年开办全校范围的培训班、专题讲座、报告等，不断在管理队伍中开展新的管理知识、理论和方法的学习，如举办外语提高班、计算机及网络知识培训班、心理学及公共关系讲座等。在校基金招标课题中，留出一定比例的软科学课题对管理学中面临的突出问题有计划、有步骤地开展研究，用以解决管理工作中的难题。

4.加强交流，共同提高

组织科研管理学术活动及信息交流工作，交流经验、沟通信息、相互学习、共同提高。在实践中不断探索并尽早制定出定量、半定量衡量管理工作成绩的办法，制定考核不同层次管理人员德、能、绩的科学标准以及奖惩办法，使管理队伍建设规范化、制度化。每年举行一次全校管理学论文报告会，展现最新管理成果，交流管理经验，提高管理水平，并进行优秀论文评审和奖励。

（三）科研成果管理

医学院校具有进行医学教育和科研的雄厚实力和优良传统。但长期以来，医学院校科研选题多从学科、个人专长和学术出发，对市场的潜在需求、企业的发展需要、自主知识产权产品开发等方面考虑较少。同时，科技人员大多满足于论文、专著，缺乏经济概念和市场意识，以致科研成果转化率较低，成果的市场竞争力较差。随着改革开放的不断深入，科技工作者逐渐认识到科技成果转化是科技兴国、培养国民经济新的增长点的关键。中华人民共和国教育部（以下简称"教育部"）出台的《面向 21 世纪教育振兴行动计划》第一次明确把"加强科学研究并使高校的高新技术产业为培养经济发展新的增长点做贡献"作为主要目标，为高校的科研成果转化正名、定位。时代和国策要求我国医学院校应该义不容辞地承担起促进医学科研成果迅速转化的重任，要求医学科研从立题时就要有市场和产业化的概念，科研成果完成后就应该迅速向产业化、市场化和临床应用的方向发展。传统的工业经济时代强调资本和能源是财富创造和产品生产的两大要素，医学院校常因囊中羞涩对成果产业化和市场化望而却步。随着知识经济时代的到来，知识和信息也可以产生经济效益，高校具有走产业化道路、发展高新技术的明显优势。

三、高等医学院校的资源管理

（一）高等学校的财务管理

在过去的计划经济时代，学校管理人员对财务基本不必操心，因为一切都已经被国家规划好了。但现在情况已然不同，市场经济环境下的财务管理任务愈来愈重，地位愈来愈重要，学校管理高层关注财务管理的必要性日益凸显。

近几十年来，我国高等教育获得快速发展，取得的成就有目共睹。大学经费来源已形成多元化的格局，学校办学资金的筹集渠道也越来越多元化。具体主要有以下几种：

1.政府拨款

我国公立高校的办学经费主要来源于政府拨款，政府大都采用综合定额加专项补助的办法向大学拨款。后来，为了减轻大学招生的压力，逐渐削弱了综合定额与招生数的直接联系。专项补助是指政府从各高校实际情况出发，采用重点投入的方式进行投入，或者对重点学校或重点学科加大投入。总的说来，我国政府对于教育（包括基础教育和高等教育）的投入在世界范围来看稍显不足。政府和社会作为大学教育的受益者，有理由加大对大学的拨款力度。

2.学生收费

学费收入是近十几年才出现的。目前，一所万人大学的学费收入可达几千万元，面对这一笔可观的经费，如何处理好需要注意以下几个方面：

（1）学费收取标准应以我国中等收入家庭可负担的程度为基本标准，不宜过高。

（2）必须有配套的奖学金、助学金、大学生贷款措施，保证低收入家庭的优秀学生也能平等享有接受高等教育的机会。

（3）针对不同大学之间存在的收费标准差距，政府不宜控制过严。

（4）某些大学为提高生源质量在学费收取上采取了一些弹性做法，政府应留有弹性空间（如只设上限）。

毋庸置疑，学费并非收得越高越好，也非收得越低越好，其中涉及许多相关因素，在设置收费标准时要综合考虑。例如，如果学校生源质量不高，培养的毕业生一次性就业率就会偏低，学校声誉受到影响，日后报考的学生人数就会减少，到时即使降低学费也不一定能达到目的。

3.科研经费

某些大学的政府拨款不及其总收入的一半，有的甚至在三分之一以下，主要是科研经费占了总收入的很大比例。受社会发展水平的影响，理工类大学作为进行基础理论研究的大学，科研经费较多，比较之下，文史类大学的科研经费相对少一些。

4.房地产收入

按照政府规定，住校生一年的住宿费为800～1200元。按这个标准计算，假如某校的在校学生为12000人，仅学生交纳的住宿费就可达到960万～1440万元。除此之外，根据国家有关规定，与教学区、学生生活区、体育设施区相连的教职工住房不得出售。这也使学校有一笔房租收入。有数据显示，有些大学的房地产收入占其总收入的15%左右。学校必须用长远的眼光预计学校未来的发展方向，尽可能地管理好并扩大本校的房地产收入，并主要用于教育发展。

5.社会捐赠

现在，社会捐赠主要来源于两类：一是社会贤达，二是校友。随着社会的发展，越来越多的人关注到教育的巨大作用，因此对教育的捐赠也越来越多。香港人士如邵逸夫、田家炳、霍英东、曾宪梓、包玉刚等都是突出的例子。他们的捐赠有的是按项目资助，有的则是对整个大学的兴建予以支持，数额巨大，如汕头大学。除了香港以外，内地实业界人士、海外华人对大学的支持也逐渐多起来。

校友是大学可贵的潜在资源。一方面，校友可以以积极的舆论导向为学校办学提供支持，另一方面可以带来物质上的支持。若一所有30万校友的大学（现在毕业生积累达此数量的大学越来越多），若每个校友捐赠400元，便是1亿元的捐赠款。当然，这只是一个理论上的说法，事实上，校友的捐赠是很不平衡的，越是具有良好学术声誉的著名大学，校友的捐款收入越多。

6.其他经营与服务收入

其他经营与服务收入可包括多个方面的收入，例如，药品开发的收入，技术转让的收入，向社会提供其他教育资源的收入，某些后勤服务系统的收入，其他以教育资源充分利用为条件的服务型收入，对外交流中的收入，等等。

（二）高等学校的物资管理

配置好高等学校的各种资源，以保证教学和科研活动的顺利进行，是高等学校管理的基本任务。在高等学校，除了人力资源和财力资源之外，主要的物质资源包括校园建设、图书馆、实验室和信息网络等。

1.校园建设与管理

高等学校的基本建设是指固定资产的投入，主要包括各种教学、科研、办公用房，有关生活用房，体育运动场等建筑以及在一定限额以上的教学设备的添置与安排。首先，校园建设要考虑校址的选择。主要考虑的因素是校址的自然条件和校址的周边环境。校址应选在地势平坦的区域，地形可以有一定的起伏变化，但坡度不宜过大，一般坡度低于 15 度的地势适于创造出层次分明的校园环境；应有良好的通风和日照条件，尽量少占或不占农田。学校周边环境也是选址考虑的重要事项，校址的选择应避免各种不安全区域，如地震断裂带、滑坡泥石流地段、水坝泄洪区域等。学校应当是一个安静舒适、适宜学习的地方，周边过多的噪音会影响学生、教师的正常学习和授课，因此学校应建在远离噪声源的地方，不宜选在繁华的闹市。校园周边应有良好的治安环境，不宜有过多的闲杂人员，更不能建在众多精神污染场所扎堆的地方。此外，还应考虑校园基本建设的总体布局。校园基本建设的总体布局没有统一的模式，学校的地理位置、地形地貌、学校性质等因素都决定了校园基本建设的总体布局是千差万别的。为了保障学校的功能和学校的可持续发展，校园基本建设的总体布局一般都遵循实用、美观、经济等方面的原则。

2.图书馆管理

医学院校的图书馆是以生物医学科学为主要内容，为教学、医疗、科研服务的学术性机构。其既是医学教育与科学研究的重要基地、培养卫生事业高级人才的第二课堂，又是医学院校重要的思想道德教育阵地。一般情况下，图书馆的主要任务包括：收集、采购各种类型特别是与学校各学科教学、科研有较大相关性的图书，对图书进行科学的整理和分类，向读者开放藏书，培养师生文献检索技能，开展学术交流和学术研究的活动，建立完整的读者服务体系，对图书借阅工作进行量化管理等。

由于图书馆的特殊需要，医学院校的图书馆以独立、专用的馆舍为宜，同时也应逐步在图书馆安装或添置复印机、文献保护相关仪器、计算机等设备。拥有珍本古籍的老馆，应安装空调以及防虫、防潮设备，其必要性不容忽视。医学图书馆的建设和管理主要是人在进行，因此，专业人员成为其管理的决定因素。为了顺应现代图书馆的发展趋势，图书馆专业人员应具备以下能力：①有扎实的现代信息管理的基本理论知识和基本技能，非信息管理专业毕业的馆员接受过信息管理基本知识的培训，掌握一定的信息管理学理论和基本操作技能。②掌握现代信息技术，特别是计算机和网络技术。③有良好的心理素质，能够与读者交流沟通，保持良好的心理状态，及时调整不良情绪，使工作正常稳定地开展。

3.实验室管理

实验室是组织实验教学和进行科学研究的重要场所。按照其功能的不同，可将实验室分为三大类：主要用于实验教学的教学实验室，主要用于科学研究活动的科研实验室和为教学科研或其他方面提供如科学检测、计算、计量等服务的公共服务实验室，如计算机中心。

高等学校实验室的管理主要包括高等学校实验室的设置、实验室仪器设备的管理。高等学校实验室的设置主要考虑以下两个方面：一是充分考虑各方面的教学实验的需要，基础课实验、专业基础课实验、专业课实验等都应当纳入考虑范围；二是需要考虑仪器设备的使用效率，教学、科研、公共服务实验室的设置应当有统一规划，以便集中优势教学力量，同时也避免机构重复和设备重复购置。仪器设备的管理要注意以下方面：

（1）要注意仪器设备的购置。仪器设备的购买应满足必要性、技术性和经济性的原则。必要性是指要考虑购买的仪器设备对教学、科研工作是否是必要的、迫切的和合理的；技术性是指在拟购设备时，应当全面、深入地了解仪器设备的规格、型号、各种技术性能指标和安装条件，并分析仪器设备的性能；经济性是指要考虑和分析仪器设备的价格是否合理、学校财力能否支撑等。

（2）要注意仪器设备的保养和维修。为了保持仪器设备良好的技术性能，延长其使用寿命，必须注意其日常保养。

（3）要注意仪器设备的利用。为了使实验室仪器设备能够充分利用，应当扩大实验室的服务面，做到物尽其用。

4.信息网络管理

高等医学教育是一个系统，教学系统、科研系统、医疗服务系统、管理系统等都是其子系统。教育过程实质上既是一个通信过程，也是一个信息传递过程，这些子系统每时每刻都在进行信息的传递，教师授课的过程、学生学习的过程、科研人员实验的过程等都是信息获取、加工、传输、储存的过程。面对如此广泛、庞杂的医学教育活动信息，高等医学院校信息管理应遵循以下原则：

（1）建立最优化的信息资源管理系统结构

面对庞杂的教育信息，建立最优化的信息资源管理系统结构是十分必要的。在这一结构中，信息管理指挥中心要依据院（校）级决策系统下达的指令制定相应的措施和具体指令，并将其下达到各子系统信息中心（各系、部、处和教研室的情报资料室等），接着，各子系统信息中心将信息加以收集、整理、加工、储存再逐层返回中心，最后为学校领导系统的决策提供咨询与参谋。在这一系统中，各层次成员的职责应分明，分工协作。

（2）信息资源管理的整体性原则

整体性原则是指各子系统要有全局意识，以高等医学教育的方针、政策为指导，各个系统的工作要协调一致，共同朝着为教学、科研、医疗工作服务的总目标前进。如果各子系统封锁信息，各自为政，多头领导，必然造成系统内的"内耗"，从而影响系统的整体效应。

（3）信息资源管理的流通性原则

信息管理系统的各子系统之间，既要有纵向联系，又要有横向联系。例如，教学系统中既有教学信息流通，又有科研信息流通，还有医疗信息和管理信息流通。同样，在医疗系统中，教学信息、科研信息、管理信息流通也包含其中。曾经有人说过："书本知识是昨日的科学研究成果，今天的科研成果又将成为明日的教材。"教师将科学研究提供的新知识、新成果整理成各种理论体系，促进教学质量的提高，反过来，教学中发现的新问题，又能为科学研究提供新线索。由此可见，信息交流是非常重要的。

因此，医学院校的图书资料情报资源应以利用、流通、共享为主，最大限度地满足教学、科研、医疗等工作的需要。

（4）信息资源管理的反馈性原则

反馈可以帮助检验管理工作是否达到了预期的目的。及时、有效地收集信息是反馈活动的基础。因此，信息资料工作必须开展统计分析、定量与定性分析、调查研究与民意测验等，并将收集的意见及时地、高效能地分析、反馈到指挥决策机构，及时调整、改进信息管理工作。

（5）信息资源管理的经济原则

信息资源管理工作是高校管理工作的一个重要组成部分，学校对信息资料工作进行必要的投资是应当的，但是资料工作的进行也应当注意经济效果，避免浪费，争取用有限的经费购置参考价值最大、利用率最高的各种资料。在资料整理、分类、加工、编译、保管、利用等方面，要用最经济的劳动和最快的速度提供服务，力求人力、物力、财力、时间上达到最大效益。

（三）高等医学院校的临床教学基地管理

1.高等医学院校临床教学基地建设与发展现状

目前，各省的临床教学基地合格评审认定，大都着眼于一些能够量化的显性指标，如医院规模与教学投入、总床位数与分布、教学文件（有关规章制度）与教学组织等。

这些评审指标是临床教学基地建设的必备条件，同时，临床带教教师带教质量评价、带教内容效度评价、带教内容难易度评价、教学管理的效度评价，以及学生实习后专业综合素质评价等仍是不可忽视的重要内容，然而这些领域目前多为教学建设的空白或薄弱环节。现存主要问题如下：

第一，高等医学院校附属医院数量较少、教学床位不足，难以满足临床教学需要。教学设施是保证临床教学基地教学效果的重要条件，在此之前，我国进行过许多改善教学基地教学条件的工作，但是教学设施不完善、教学设备落后的现象在一些地区仍比较普遍，尤其是在西部偏远地区，这一问题尤为突出。

第二，临床教学基地的教育投资普遍不足，教学设施简陋，教学设施不完善的现象严重影响临床教学质量。

第三，临床教学基地带教老师专业技能有待提高。我国临床教学基地带教老师专业技能良莠不齐，带教经验不足的现象普遍存在。同时，许多临床教学基地带教老师缺乏正规系统的教学培训，一定程度上影响了教学质量的提高。

第四，商品经济给临床教学工作带来巨大的冲击。

第五，高等医学院校教学（实习）医院数量多，但地区分散，给学校管理工作带来很大的困难。

2.高等医学院校临床教学基地建设的对策

（1）进一步加强附属医院的管理和建设

挖掘人才潜能，充分发挥附属医院在高级医学人才培养中的重要作用。承担临床教学是附属医院义不容辞的职责和义务，在当前医疗改革过程中，各级主管部门应切实加强对附属医院的管理和建设。对于至今尚没有附属医院或附属医院床位严重不足、不能满足临床教学需要的高等医学院校，各级地方政府及卫生、教育、行政部门应积极设法予以扶持，或在投资力量允许时给予新建或扩建，或将当地条件较好的医院划给高等医学院校作为附属医院。适当发展我国高等医学院校附属医院的数量与规模，并把附属医院建设成为当地的医疗、教学和科研基地。

（2）实行教学（实习）医院的评价与认可制度

严格控制教学（实习）医院的数量，保证其质量。目前，我国各级各类高等医学院校都建立起相当数量的教学（实习）医院，但地区分散，而且一部分医院尚不具备临床教学的条件，达不到培养要求。因此，国家有必要继续对教学（实习）医院实行评价与认可制度。通过调查研究，制定出科学、合理、可行的教学（实习）医院评价标准、评价指标体系及评价方法。按照一定的评价程序，对全国高等医学院校的教学（实习）医院实行统一的评价。对具备教学条件、能够达到培养目标要求的医院，通过行政方式予以认可，不通过者，取消其教学（实习）医院资格。这一改革措施，不失为保证与提高当前临床教学质量的最佳途径。

（3）加强临床教学基地教学工作法规建设

巩固、稳定和发展临床教学基地。1979年，中华人民共和国卫生部（以下简称"卫生部"）颁发《高等医学院校附属医院补充工作条例（试行草案）》，1980年又颁发《关于整顿和发展高等医学院校临床教学基地问题的意见》。实践证明，这两个文件的颁布与试行，对基地医院正确处理医疗、教学、科研三者间的关系，保证临床教学任务的完成等起到了积极作用。但随着卫生工作改革的不断深入，教学基地医院的临床教学工作面临着许多待解决的新问题。因此，国家有关部门已经制定出全面、有效、可行的《普通高等医学院校临床教学基地管理暂行规定》，明确临床教学基地的性质、职责、义务、权利、建设和管理等问题，使基地医院的临床教学工作有法可依、有章可循；为使投资建设与管理有政策保障，高等医学院校与教学（实习）基地医院签订具有法律效力的协议书，明确各自的职责、义务与权利，共同遵守，并加强对教学（实习）医院的教学管理。这对于巩固和发展我国高等医学院校的临床教学体系（附属医院、教学医院和实习医院）起到了巨大的推动作用。

（4）完善医院承包经营责任制

把临床教学工作纳入医院整个工作中，以教促医、以医保教。教学相长，正确地组织临床教学工作，不仅能提高医务人员的素质，而且能促进新学科、新技术的引进与建设，促进医疗技术水平和质量的提高。因此，在当前进行医疗体制改革，实行承包经营责任制和目标管理的基础上，应把临床教学工作列为重要的考核项目。承担高等医学院校临床教学任务，培养合格的高级医学人才，是各级各类医疗机构义不容辞的责任，也是使我国医疗卫生事业的发展后继有人的保证。

（5）大力加强临床教学基地建设

改善和提高教学条件，不断提高教学积极性和带教水平。国家有关部门经过密切配合，对高等医学院校附属医院及经国家认可的教学（实习）医院进行有计划的集中投资。例如，给临床教学基地增拨教学床位补贴费，投资建立必要的教学生活用房、购置教学仪器设备；给临床教学基地增加一定的教学编制，对长期从事临床教学的兼职人员授予相应的兼职教学职称，给予合理的教学津贴，并且把教学工作的好坏作为晋升的考核条件等，以充分调动带教人员的教学积极性。高等医学院校通过与临床教学基地的密切联系，积极开展互惠互利的项目，通过多种形式如人员交流、优先优惠安排师资培训、进行科研协作、优先分配优秀毕业生充实临床教学基地的师资队伍等，大力帮助与支持临床教学（实习）医院不断提高医疗、教学、科研水平。临床教学（实习）医院逐步建立健全教学管理组织，设立临床教研室（组），通过各种方式如在职培训、国内外进修等加强师资队伍的培养与建设，提高带教水平与质量。

（6）改革并理顺管理体制，加强与协调各级主管部门对临床教学工作的领导

为适应今后医学教育发展的需要，高等医学院校与临床教学基地医院条块分割的管理体制已经开始实行改革。高等医学院校与临床教学基地的上级主管部门应加强协调，统一认识。各级卫生行政部门积极支持临床教学基地的教学工作，要把临床教学工作列入重要的议事日程；各级教育行政部门也应把临床教学基地的教学工作看作高等医学教育不可分割的组成部分，并加强对临床教学基地教学质量的检查考核，共同负责临床教学基地的教学工作。只有建立一个协调的领导体制，才能促使我国高等医学教育事业稳步、健康地发展。

第三节　医院科教管理

一、医院科教管理概述

（一）医院科教管理的概念

医院科教管理是指各级医疗单位进行科研教学实践，发展具有优势的特色学科和培养高层次的医学专门人才，依靠科技进步和创新，研究和掌握高水平的科研成果的活动。全国各医药院校附属医院和省、市级医院已成为高校的教学、科研基地，一些综合性医院、专科医院、县级医院、中医医院也成为医药教学及科研基地。

（二）医院科教管理的内容

1.医院科教的组织管理

（1）医院科研的组织管理

医院科研的组织管理主要是指对科研机构（研究所、研究室、研究组）的建设管理、科研机构的经费管理、科研机构的条件管理和实验室技术装备管理等相关的管理活动。只有科学地将科研工作中的人、财、物进行组织管理，才能有效发挥各自的作用，产生较大的效益。

（2）医院教学的组织管理

医院教学的组织管理包括教务管理、教师管理、学生管理。医学院校附属医院的教学工作是一个复杂的系统工程，为了不使基础医学和临床医学、理论医学和实践医学脱节，医学院校实行了院系合一的体制，加强了对附属医院教学观念、教学素质的强化，健全了教学管理机构，以加强对临床教学工作的领导。这些都为医院的科教管理奠定了基础。

2.医院科教部门的职责管理

医院的科研科、教务科、学生科和各教研室是负责管理科教活动的主要部门，担负着组织管理医院科教工作的职责。科教工作进行如何，取得了怎样的成绩，是各职能部门职责完成情况的体现。医院科教部门的职责包括：建立科学的科教管理体制，制定各种科教工作条例和规章制度；拟订和实施科教计划，加强教研室建设；协调全院各职能科室做好有关科教的管理工作；完善科教质量保障机制，监督检查科研、教学质量；加强科教人才队伍建设，保障合理的梯队结构；注重学科带头人和专业定向培养工作等。

3.医院科教的业务管理

医院科教的业务管理是对贯穿整个医院科研、教学业务活动过程的规范化管理，也是医院管理中不可忽视的重要环节。医院科研业务活动一般要围绕科研的选题、申请、实施、总结、鉴定、报奖、推广等基本程序进行，内容上分为计划管理、过程管理、成果管理及科技档案管理等方面。计划管理是指根据医学技术的进展情况对医学科学技术进行预测；根据国家和上级机关的科研规划，结合医院的条件和特点制定出短期、中期规划，以及与科研实施计划有关的各项工作计划。过程管理是对科研工作的指导设计、审查评价；落实计划，明确检查；定期检查，掌握进度；按期结题，及时验收整个过程的管理。科技成果管理包括对科技成果的鉴定、申报、奖励，其类型有国家自然科学奖、国家发明奖、国家科技进步奖、基层奖。科技档案管理主要包括课题的内容、意义、目标和预期结果，课题设计报告及评审记录，研究阶段性结论与转归，科研成果文件（包括鉴定文件总结、论文）等。[①]

4.医院科教的人才管理

医院科研和教学人员作为医学科教活动的主体，是医院创新和发展的根本动力，科教人才是第一生产力。在医院管理活动中，无论搞科研还是抓教学，都必须依靠科教人员的参与，因此培养现有人才和引进外来优秀人才，拥有更多的成熟型人才，是医院科教人才管理工作的重点。引进外来优秀人才一般无须培养费用，且有高科研起点的优点。培养院内人才一般需要一定的培养费用，但本院科教人员具有熟悉医院科教情况、实践经验丰富等优点。同时，还可以在保证医院人数不变的情况下，使医院科教队伍人数和质量得到提高，并降低人力资源成本支出。而且通过培养现有人才，可以提高现有在职人员的科研和教学的积极性，增强他们的使命感和归属感，从而增强医院的凝聚力。因此，在具体工作中，应将两者有机结合，同时兼顾，根据医院的实际情况，选择培养或引进人才，为医院科教服务，为医院的发展服务。

二、医院的科研管理

（一）医院科研的意义

医院承担着医疗、教学、科研三大任务。随着医疗卫生体制改革的深入，医疗保险、医疗市场等一系列的变革，在新的市场经济条件下，医院面临着激烈的市场竞争。在这种形势下，要使医院在竞争中保持优势，更好地为患者服务，关键在于要有一批德才兼备的医学人才、高水平的医疗技术与服务质量和现代化的管理手段。当今医疗市场的竞争，归根结底在于医疗技术和人才的竞争。科研是促进医学发展的重要手段，是保证学科建设与发展、培养医学人才的必要措施，是衡量一个医院医疗水平、学术水平的重要标志。

---

① 罗中华,徐金菊.现代医院管理学[M].北京：中国中医药出版社有限公司,2023.

1.有利于提高医疗技术水平和医疗质量，增进人民健康

医院科研旨在研究人的生命本质及其疾病的发生、发展和防治规律，以达到增进人类健康、延长寿命的目的。随着医学模式的转变和疾病谱的变化，有组织地开展医学研究，可以系统地总结以往的实践经验，加深对人的生命和疾病现象及其发生、发展规律的认识，可以不断发展医学理论，开拓医学研究新领域，攻克技术新难关，不断寻求维护人类健康和防治疾病的最佳途径和方法，不断提高医疗技术和医疗质量，满足人们对医疗技术日益增长的需要。

2.促进学科建设和人才培养

学科建设是保证医院特色与优势的重要手段。没有高水平的科研支持，学科建设将成为空谈。学科的水平体现在是否有知名的学科带头人、合理的人才梯队、先进的科研课题及标志性的科研成果。通过科学研究，可以总结临床经验，掌握和跟踪国内外最新医学发展动态和趋势，养成严谨务实的科研作风，更重要的是可以培养一批刻苦钻研、敢于设想、敢于创新、敢于实践、具有较高科学素质的医学人才。学科建设可以带动人才培养，人才培养可以促进学科发展，二者相辅相成。对于教学医院而言，开展科学研究更具有自我提高、教学相长的重要意义。

3.加强国内外学术交流和提高医院学术地位

学术交流来源于科学研究，反过来又促进科学研究和医院学术水平的提高，通过学术交流，可以使新的科学知识得以广泛传播，使医学科技人员互相启发，共同切磋，活跃学术思想，加快研究进展。特别是国际间的学术交流与协作，对引进新技术、跟上医学科学发展步伐尤为必要。

4.有利于促进医院提高效益

医院科学研究在解决防病治病和保护人民健康中的关键技术问题时，必定会产生一些有价值的科技成果，如应用于诊断治疗中的新技术、新方法、新材料、新药物等。这些科技成果一方面直接发挥明显的社会效益，另一方面通过技术转让、技术入股或吸引外资联合生产等多种形式的开发，可转化为生产力，创造更多的社会财富，产生直接的经济效益，从而实现科技兴院的目的。

（二）医院科研的类型

根据不同标准，医院科研活动可以分为不同类型。

1.根据任务来源分类

（1）纵向科研任务

纵向科研任务是指各级政府主管部门下达的研究课题以及研究项目等，主要包括国家、政府各部门和专业发展规划中确定的科研任务，或主管部门根据医药卫生事业发展的要求和在防病治病工作中遇到的一些技术难点提出的科研课题。例如：国家科技攻关项目，"863""973"课题，国家自然科学基金课题，各部、省、委、局基金课题等。这类课题一般通过择优或招标方式落实到承担单位。对医院而言，这部分任务是科研的主要任务。

（2）横向科研任务

这类研究与开发的课题是以横向科技合同为依据的，它主要由企事业单位委托进行，研究经费一般由委托单位提供。

（3）自选课题

这类课题是根据学科发展和科技人员的专长，结合医疗卫生工作的实际需要，由科技人员自己提出的研究课题，由所在单位给予资助立题，如院、所基金等。自选课题目的在于鼓励有创新的思路和设想，先给予启动，为以后申报大课题做准备。医院应充分重视自选课题，并积极创造条件给予支持和扶植。

2.根据科技活动类型分类

（1）基础研究

基础研究是以认识自然现象、探索自然规律为目的的研究。此类研究探索性强，研究周期长，对研究手段要求高，研究结果常是一些科学发现。医学基础研究是探索和认识生命活动的基本规律，探索和揭示疾病发生、发展和转归的一般规律，从而对医疗、预防提供科学的理论依据，指导医学科学实践。

（2）应用研究

应用研究主要是针对某个特定的有实际应用价值的目标开展的研究。一般说来，通过应用研究可以把理论发展到应用形式。应用研究是应用已知的规律去变革现实，包括治疗方法研究、诊断方法研究以及医疗技术、装备的研究等。在应用研究中，有时又有基础研究，这种研究又称"应用基础研究"，与纯基础研究的区别在于它有一定的应用目的。

（3）开发研究

开发研究是运用基础研究和应用研究的知识，来推广新材料、新产品、新设计、新流程和新方法或对之进行重大的、实质性改进的创造活动。它与前两种研究的区别在于，基础研究和应用研究都主要是为了增加科学技术知识，而开发研究主要是为了推广和开拓新的应用。

以上三类研究互相补充，互相促进并可互相转化。基础研究是应用研究的基础，应用研究是基础研究的应用。应用、开发研究不仅是对基础研究成果的进一步延续和证实，而且反过来又促进基础研究的发展。

（三）医院的科研机构

1.研究所

研究所是医院的大型研究机构，需经上级主管部门审批同意方可建立。设立研究所的条件：必须有一支实力较雄厚的学术梯队，具有承担国家级或至少省市级科研项目的能力；有必备的科研设备和实验室条件；研究方向必须符合医院学科发展方向；科研人员多是专职或以科研为主；组织管理上单独建制，体制上由院长统一领导。

2.研究室

研究室是医院附设的小型研究机构，相当于专业科室。设立研究室的基本条件：有一定数量的科研人员，专用的仪器设备，一定数量的科研病床和经常性科研经费；有明确的主攻方向，既要完成当前的科研任务，又要符合长远的发展方向。

3.研究组

研究组即课题组，是根据科研任务的需要而临时组织的，人员组成可以跨科室、跨单位，要求精干，结构合理。研究组完成课题后自行解散，这是医院一种主要的科研组织形式。

（四）医院科研的必要条件

医院科研条件包括科研人才、科研基地与场所、实验技术装备及科研经费。积极创造科研条件，是完成科研任务的基本保证。只有将人、财、物这三个必不可少的要素有机地结合起来，通过科学组织管理，才能有效发挥各自的作用，产生较大的效益。

1.科研人才

科研人才的质量和数量，是关系到医院科研工作能否顺利开展并取得预期成果的首要条件，是衡量医院科研实力的重要标志。医院应按照科技"以人为本"的原则，建立一支老、中、青三代合理的人才梯队，发挥各自的最优效能。对学有所长的专家、教授要积极发挥他们的作用，指导并培养年轻一代。医院要通过实践与考核，对德才兼备的人才进行大胆选拔与培养，为他们创造条件，重点扶植，使他们能脱颖而出。

2.科研基地与场所

医院科研除了临床研究外，实验研究占有相当重要的地位，这就需要有科研实验室、动物实验室和科研病房。

（1）实验室的设置

实验室的设置本着既有利于科研工作，又考虑临床医疗共用的可能性，做到布局合理，人力、物力集中，设备配套。规模较大的医院可以采取集中与分散相结合的方式，以集中为主，设置中心实验室，大型通用仪器设备集中使用，个别专科根据需要，增设专科实验室作为补充；规模较小的医院以只设中心实验室为宜。

（2）实验动物

实验动物是医学科研工作必不可少的基本条件。新的手术方法的建立、新药研究、疾病模型的建立等都需先在动物身上进行，实验动物质量会直接影响研究结果的科学性和可靠性。医院动物实验室及动物饲养室的设备条件和管理水平，是反映一个医院科研质量的重要指标。

3.实验技术装备

实验技术装备是开展科研工作的重要工具，包括仪器设备、仪表、材料和各种优质药品、试剂等。其中仪器设备的先进与否，在一定程度上决定着科研工作的深度和广度。各医院要根据实验情况，在充分利用现有仪器设备的基础上，从需要和可能的原则出发，有计划地更新和添置一些先进的仪器设备。仪器设备应做到专管专用，必须有一个科学技术极强的工作整体，相互协调，彼此合作，以科学的管理方法，最大限度地提高仪器装备的优质供应、最优运行和最佳使用效率。

4.科研经费

科研经费是开展科研的基本保证。医院应积极投入竞争行列，充分发挥优势，组织科技人员联合起来协作攻关，提高竞争力，多渠道争取科研经费。同时医院要加大科研投入，每年拨出一定数量的经费用于支持科研与学科建设。

（五）医院科研的常规管理

医学研究的基本程序是指一项研究课题从开始到终止所经过的步骤，大体经过选题、申请、实施、总结、鉴定、报奖及推广转化等几个基本程序。科研常规管理必须围绕基本程序进行，保证研究工作顺利开展，达到出成果、出人才、出效益的目的。科研常规性管理包括计划管理、成果管理、经费管理、学术交流等。

1.计划管理

医院根据发展目标，制订相应的科研计划。医院的科研计划需参照国家和地方的计划精神，根据防病治病原则，结合医院实际情况加以制订。除此之外，科研计划管理的重点是课题计划。目前，我国医药卫生科研计划分为四级：即国家计划、省部级计划、地市级计划和单位计划，与此相应的课题有 5 种：即国家课题、省部级课题、地市级课题、单位课题和自选课题。课题计划管理由立项管理和实施管理两部分组成，具体包括选题、申请、实施、总结等。

（1）选题原则

①要有明确的目的性。必须以学科发展为目的，与学科主攻方向相一致。②要有创新性。创新应是前人没有研究过的或已有研究的再创造，包括新发现、新设想、新见解，也可以是新理论、新技术、新方法或开拓的新领域。要防止低水平的重复。③要有科学性。要符合客观规律，有一定的理论和实践依据。④要有先进性和可行性。

选题注意事项：①选题范围大小适当，明确主攻方向。②通过查新，摸清国内外相关的科技动态，以判断研究价值。③选题后要先进行预试验，以确定课题的可行性。④做好开题报告，同行评议，以审定该课题是否具备立题条件。

（2）申请书

申请书的主要内容：①立论依据：项目的研究意义、国内外研究现状分析及主要文献、出处。②研究方案：研究目标、研究内容和拟解决的关键问题；研究方法、技术路线、实验方案及可行性分析；年度研究计划及预期进展；预期研究成果。③研究基础：有关的研究工作累积和已取得的研究工作成绩，已具备的实验条件。④经费预算。

申报课题的质量控制包括：①管理部门把好形式审查关。②专家把好学术水平质量关。院学术委员会或同行专家负责对申报课题进行全面审核和评议，包括立意是否有创新，立论依据是否充分，研究目标与研究内容是否明确、具体，技术路线、实验方案是否可行、先进，避免低水平的重复研究。③上报审批。

（3）实施

课题实施管理是指在课题确定（中标并签订合同）后，管理者和负责人在职责范围内对课题实施过程中各种基本要素进行有效的协调控制和综合平衡，以实现课题目标的一系列活动。实施分为两个方面：①落实计划，明确职责。课题负责人对课题的完成负有全责，要认真做好课题组的组织、指挥、协调工作，严格掌握课题进度，合理安排经费使用，负责对课题进行小结、总结和汇报以及组内人员的指导与考核，建立一套组内共同遵守的规章制度，以保证研究工作有条不紊地开展。医院科研管理部门是课题完成的保证单位，应负责监督、检查课题履行情况及课题验收工作，并协调解决课题执行过程中出现的各种矛盾与纠纷。②定期检查，掌握进度。为全面掌握课题执行情况，必须建立研究工作检查制度。检查的目的在于及时了解情况、及时发现问题和解决问题，这是保证科研计划顺利进行的有效手段。对课题计划的执行情况进行检查，内容包括计划实施、条件落实、经费使用情况以及遇到的困难等，以便及时协调解决。

（4）总结

课题要按期结题，及时总结与验收。课题按规定时间结束后3个月内，管理部门需督促课题负责人认真撰写科研课题结题报告。报告内容包括结题简表（研究概况）、研究内容及研究简要经过、取得的主要成果及意义、达到的主要技术经济指标、对研究成果的评价和建议、完成论文论著目标、经费使用决算等。

2.成果管理

（1）成果鉴定的概念

成果鉴定是指有关科技行政管理机关聘请同行专家，按照规定形式和程序，对成果进行客观公正的审查和评价，正确判断科技成果质量和水平，加速科技成果推广应用。成果鉴定必须具备以下条件：①全面完成科研合同、任务书或计划的各项要求。②技术资料完备，符合科技档案要求。③应用性科研成果必须出具应用推广单位证明。④实验动物必须具有合格证书。⑤基础性研究成果一般需在论文发表后方可申请鉴定。申请鉴定须填报《科技成果鉴定申请书》或《科技成果验收申请书》，经上级主管部门审核批准。成果鉴定形式主要包括专家鉴定和验收鉴定。

（2）成果鉴定的分类

成果鉴定分为：①专家鉴定。专家鉴定有会议鉴定和函审鉴定两种方式。会议鉴定是由同行采用会议形式对科技成果做出评价。由组织或主持鉴定单位聘请5~7名同行专家组成鉴定委员会,采用答辩、讨论、现场考查、演示或测试等方式进行。鉴定结论必须经到会专家的 3/4 以上通过才有效。函审鉴定是由组织鉴定单位确定函聘同行专家进行,专家人数一般控制在 5～7 人,由组织鉴定单位将该项成果的有关证明、技术资料等文件函送给所聘专家,并请其在一定时期内反馈具有专家亲笔签名的评审意见书。反馈的评审意见书不得少于 5 份。若少于此数时,应增聘评审专家。②验收鉴定。指由组织鉴定单位或委托下达任务的专业主管部门(或委托单位)主持,根据计划任务书(或委托合同书)规定的验收标准和方法,必要时可视具体情况邀请 3～5 名同行专家参加,对被鉴定的科技成果进行全面的验收。

(3)成果申报和奖励

科技成果申报是为了让国家和地方各级科技管理部门随时掌握和了解各类科技成果的数量和意义,及时交流和推广各类科技成果,最大限度地发挥科技成果在推动社会主义经济建设中的作用。报送的每一项科技成果,均应附送下列材料:①科技成果研究报告,主要内容有项目简介,包括项目所属科学技术领域、主要内容、特点及应用推广情况;项目详细内容,包括立项背景,详细的科学技术内容,发现、发明及创新点,保密点,与当前国内外同类研究、同类技术的综合比较,应用情况,经济和社会效益,主要完成人情况,并加盖填报单位及其负责人的印章。②《科学技术成果鉴定证书》。③研究试验报告或调查考察报告、学术论文与科学论著等有关技术资料。④成果应用、推广方案或证明。

医院科技成果主要有 3 类:①国家级:是由国务院设立的国家最高级别的奖项,包括国家最高科学技术奖、国家自然科学奖、国家技术发明奖、国家科学技术进步奖和中华人民共和国国际科学技术合作奖。②省、自治区、直辖市级:由地方人民政府设立的科学技术奖。③社会力量设奖:医学会、科协等设立的奖项。

(4)专利申请

专利制度是国际上通用的利用法律保护知识产权,促进社会科技进步,促进科技成果转化,建立良性市场竞争机制的有效办法。医院应鼓励新技术、新工艺、新方法、新产品、新材料等技术构思申请专利。中华人民共和国专利法中所指的专利即专利权,专利权就是专利权人在法律规定的期限内,对其发明创造享有的独占权。专利权只能由国务院专利行政部门批准、授予。专利具有以下特点:

①独占性。指对同一内容的发明创造,国家只授予一项专利权。②地域性。指一个国家或地区授予的专利权,仅在该国或该地区才有效,在其他国家或地区没有任何法律

约束力。③时间性。指专利权有一定的时间期限，通常发明专利权的期限为 20 年，实用新型和外观设计专利权的期限为 10 年。④新颖性。指一项发明在申请日之前没有与其相同的，未在国内外出版物上公开发表过的技术内容，未在国内公开使用过的技术内容，未在国内以其他方式（口头报告、演讲、发言、展览等）为公众所知的技术内容，未有他人在先申请的技术内容。⑤创造性。指先进性，首创发明、解决某些技术领域的难题或取得预料不到的技术效果等。

（5）成果转化

科研成果转化实际上就是科研成果由科研部门向生产领域的运动过程。从广义上讲，科研成果的转化包括基础研究的成果向应用研究与开发研究成果的转化；应用研究、开发研究的成果向生产中的信息性和实物性成果的转化，直到形成生产力，获得经济效益。从狭义上讲，科研成果的转化是指实验室内已成功的科研成果，应用推广于实际生产中，形成生产力。科研成果的管理，主要抓好科研成果的应用与推广。以管理工作而言，成果的应用与推广是科研与生产的"接合部"。医院科研成果转化的具体模式通常有：自行转化，自己投产；招标拍卖，转让所有权；技术转让，分成收益；技术入股，合资经营；风险投资，孵化成果等。科研成果转化离不开资金的支持，医院科研成果转化的资金筹集可以通过国家专项基金申请、金融机构贷款、风险投资三种途径获取。

3.经费管理

（1）科研经费的来源

与课题任务来源相配套，科研经费来源也分为纵向与横向。纵向经费来自中标的纵向课题，主要是由国家和各级主管部门科研拨款；横向经费主要来自企业、事业单位；另一部分经费来源于国际合作。科研经费收入的多少是衡量一个医院研究能力大小的重要标志之一。采取多种渠道、多种形式筹措科研经费，是当今和今后一段相当长时间里医院科研经费管理的一个极其现实而又重要的问题。基础研究和部分应用研究经费，力争通过申请各级各类科学基金获得。开发研究和自选课题经费越来越要求经济自立。医院要面向社会，与科研、企事业单位开展各种形式的科技横向联系，有条件的医院还可开展国际间的科技协作。同时，要增加医院科研经费的投入比例，并以开发转让自身科技成果产生的经济收益来壮大自己，这对实现"科技兴院"、促进科研事业的发展具有重要意义。

（2）科研经费的使用原则

科研经费只能用于科学研究，不能挪作他用。科研经费使用必须遵循以下基本原则：

①政策性原则。严格遵守财经纪律,单独建账,单独核算,专款专用。②预算原则。坚持先预算后开支,量入为出。③节约性原则。坚持勤俭办事原则,最大限度地节省人力、物力、财力。

(3)科研经费的开支范围

第一,直接费用。主要包括:①科研业务费:实验材料费、燃料动力费、测试化验及加工费、出版物/文献/信息传播/知识产权事务费、会议费。②人员费:支付直接参加课题研究人员的工资性费用(包括工资及津贴)。③仪器设备费:研究过程中发生的仪器、设备、样品、样机的购置和试制费用。④修缮费:研究所用固定资产的安装、维护、修理等费用。⑤其他:国际合作交流费、差旅费、专家咨询费等。第二,间接费用。包括现有仪器设备使用费、房屋占用费、管理费等。

4.学术交流

学术交流是推动科学发展、造就科学人才的重要条件。为了营造浓郁的学术氛围,及时掌握国内外的学术动态,积极开展新技术、新业务学习,医院要建立健全学术交流制度,定期开展学术交流。学术交流的形式可以多种多样,包括学术讨论会、学术座谈会、学术报告会,以及学术性互访、讲学、参观、考察等。有条件的医院还可开展国际性学术交流,以便更好地开阔视野,启发思路,增加新的科学技术知识,促进医学科学的进一步发展。

(六)学科建设

"科技兴院"的战略目标不仅仅是依靠一批名医,依赖先进的医疗技术提高医院参与竞争的能力,而是通过科学研究和人才培养为医院的可持续发展提供必要的知识储备、技术储备和人才储备。重点学科是科学研究的主战场,是科技成果的主产地,是人才培养的主要基地,是开展先进医疗技术的前沿阵地,其在实施"科技兴院"战略中具有举足轻重的地位和重要作用。

1.有利于推动医药卫生事业的健康协调发展

抓好学科建设,其意义不仅在于学科本身,而是有助于我国医药卫生事业在一些重大领域取得突破性进展。

2.有利于形成优势和特色,带动医院科技工作的开展

开展学科建设,有利于医院集中力量建设一批高质量、有特色的优势学科,这些优

势学科可以带动全院其他学科的建设和发展，逐步形成一个门类、结构、比例较合理的科研体系。

3.有利于医院人才培养

加强学科建设，有助于发现人才、培养人才，增强学科带头人的使命感和责任感，调动其积极性及创造性，积极培养年轻一代，形成合理的梯队结构，多出成果，多出人才。

（七）人才培养与选拔

目前，医院的竞争主要取决于人才的竞争，而人才竞争的关键又在于人才的科学管理。因此，强化人才管理意识，创造具有竞争机制的人才成长环境，使大批的优秀人才涌现出来是十分重要的。

1.人才培养

（1）制订培养计划

在人才培养上，医院应根据实际情况，有计划、分层次地做好学科带头人、后备学科带头人和青年学术骨干的培养工作。对三个不同层次的培养对象，各医院要根据自身条件和实际情况制订出明确的培养计划，内容包括政治素质，医疗、教学、科研业务能力、学术水平和学术地位的提高等。科研计划必须保证措施可行，便于落实。

（2）培养途径和方法

对学科带头人的培养，要根据不同的培养对象以及各类人才的培养规律，选择不同的培养途径和方法。医院要积极创造条件，支持学科带头人赴国内外学习、访问、研修、考察、讲学及参加学术会议。出国考察、参加国际学术会议及开展国际合作研究有助于学科带头人跟踪国际科技进展，把握前沿领域，掌握最新的科技信息和先进的技术手段，同时也有利于学科的建设和发展。

对于后备学科带头人和青年学术骨干，要根据各医院的实际情况，在规定时间内使他们完成博士后、博士或硕士学业，或安排国内外进修学习、指定老专家指导，根据他们的业务能力和水平，给他们"压担子"，聘他们做研究室主任、秘书等。同时给予科研课题的启动基金，使他们在实践中成长，以任务带学习，结合明确的工作任务对他们进行培养。

2.人才选拔

人才选拔的原则是德才兼备，平等竞争，主要有以下几种方法：

（1）推荐评审法

采用由科室、专家、自我推荐与党政领导及学术委员会考核评审相结合的形式选拔学科带头人、后备学科带头人及青年学术骨干。有关职能部门对推荐人员的政治表现和实绩进行考核，在此基础上提出初选名单报党政领导和学术委员会进行全面审核、评估，并进行答辩，提出意见。

（2）考核择优法

在选拔人才中要引入竞争机制，实行滚动的优胜劣汰制。对现有学科带头人、后备学科带头人及青年学术骨干建立业绩档案，每年跟踪考核，根据考核结果进行补充或淘汰。

三、临床医学教育管理

临床医学教育与医院的医疗、科研工作是相辅相成、互相促进的关系，也是培养高层次医学专门人才的重要途径。医生接受医学教育是一个持续的过程，可分为三个性质不同又互相连接的教育阶段，即医学院的在校教育、毕业后教育和继续教育。本章第二节已阐述了医学院的在校教育，此处不再分析，重点对毕业后教育、临床实习生的教学的过程管理以及住院医师规范化培训与管理进行阐述。

（一）毕业后教育的组织与实施

临床医学专业学位是为加速临床医学高层次专门人才培养、提高临床医疗队伍素质和临床医疗工作水平而设置的学位制度。设置临床医学专业学位是我国学位制度的一项重大改革。

1.培养目标

临床医学专业学位研究生的培养，是以临床实际工作能力的训练为主，以培养临床高级专门人才为目标。

（1）临床医学博士专业学位研究生培养的具体要求

具有良好的思想素质和道德品质，在临床工作上，具有独立处理本学科常见病及某些疑难病症的能力，通过临床工作训练，使研究生具有严谨的工作作风、严密的逻辑思维、较强的分析能力、熟练的操作技能，达到低年资主治医师水平；掌握本学科（二级学科，以下同）坚实宽广的基础理论和系统深入的专门知识；具有从事临床科学研究和教学工作的能力；掌握一门外语，具有熟练阅读本专业外文资料的能力及一定的听、说、读、写能力。

（2）临床医学硕士专业学位研究生培养的具体要求

具有良好的思想素质和道德品质，具有较强的临床分析和思维能力，能独立处理本学科常见病，达到高年资住院医师水平；掌握本学科的基础理论和系统的专门知识；掌握从事临床科学研究的基本方法，并有临床教学工作的能力；掌握一门外语，具有熟练阅读本专业外文资料的能力及一定的听、说、读、写能力。

2.培养内容与要求

以培养临床实践能力为重点，同时重视学位课程学习、临床科研能力和教学能力的全面培养，坚持导师指导与学科集体培养相结合的原则。采用分阶段连续培养、阶段考核分流、择优进入博士阶段、直接攻读博士学位的培养方式。

（1）学位课程学习，主要分为两个阶段：

第一阶段：采用以集中授课为主、分散学习为辅和鼓励学生自学等方式组织教学，修满学分。

第二阶段：临床轮转期间结合科研课题的需要，在征得导师和教研室同意后安排时间选修少量反映国内外先进医学水平并与本学科相关的基础或专业基础课，或选择与科研课题有关的实验课1～2门，进一步拓宽知识面，并完成研究生阶段的专业课和专业英语学习。

（2）临床训练，也分为两个阶段：

第一阶段（2年）：按培养方案要求在二级学科进行临床轮转，接受严格的临床基本功训练和医德教育。参加本学科各病房和科室的临床医疗工作，掌握本学科常见病与多发病的病史收集与书写、诊断、鉴别诊断、治疗方法和基本操作，并结合临床工作学习有关知识。

第二阶段（3年）：在二级学科培养的基础上，深入三级学科，着重于求实作风、临床诊治能力、临床及科研思维的强化训练。至少应担任半年的总住院医师，培养全面管理病房、处理急诊和会诊的能力。进行三级学科专科培养，时间不少于1年，培养独立处理三级学科常见病及某些疑难病症的能力。第二阶段导师要为研究生制订详细的培养计划，并要安排一定的时间直接指导研究生的手术操作、查房及其他检查、操作等，做到言传身教，培养学生的临床思维，传授自己的临床经验。

（3）科研能力的训练

科研能力的培养要求贯穿于培养的全过程，重点放在科研基本功的训练，从文献阅读、综述撰写、课题选择与设计、实验方法、资料积累、整理、统计处理直至论文撰写，掌握一整套科研工作的方法。其中完全脱离临床工作的实验时间一般不超过 6 个月，论文写作累积时间不少于 1 年。

（4）教学能力的培养

第一阶段主要是通过协助上级医师带好实习医师的实习、示教，进行临床教学能力的初步培养。第二阶段要求在此基础上进行小讲课，带见习，进行临床示教，参加个案讨论。有条件的专业可让研究生为本科生上部分章节的大课。

（二）临床教学的过程管理

临床教学过程管理主要包括以下几方面的内容：

1.临床教学计划的实施

医院教学职能部门应根据所承担的专业教学计划、课程教学大纲、实习大纲等制定医院临床教学进程安排表、实习轮转安排表、理论讲课安排表和其他业务教学活动安排表。

2.临床教研室的管理

临床教研室是临床教学工作的核心部门。教研室管理包括教研室的任务与职责、教研室主任职责、教学秘书职责、兼职教师职责、带教老师职责等。各教学岗位的教师均应按职责所规定的内容与责任开展临床教学工作。做好临床教研室管理工作需要注意以下两个方面：

（1）明确教研室任务

教研室的基本任务是组织好教师根据教学计划、教学大纲（实习大纲）的规定，积极完成所承担的教学任务，切实保证教学工作的正常实施，努力提高教学质量。

（2）进行专业教学管理

临床教研室（科室）应按照临床教学大纲的要求及教学进程表的安排组织理论教学、专题讲座、定期开展科室小讲课、病例讨论等。医学生一旦进入临床实践，带教教师就要严格要求，使之形成规范的临床工作习惯。如指导学生正规体检、及时（24小时以内）修正病历书写中出现的问题，组织好教学查房，规划好临床理论与技能操作考试等。

3.医学临床实习生的管理

临床医学院学生处或医院科教科负责教学人员要认真做好学生管理工作，及时关心实习生的学习与生活情况，并予以必要的指导和支持，保证每位学生顺利完成临床实习任务。

（1）转变思想观念、更新教学理念

科教科、教研室、教研室主任、带教医生及临床实习生都应该改变思想观念。学生实习阶段，其所处环境变为医院，与患者进行了直接的接触，可能存在一定心理上的不适，部分学生可能在陌生环境下难以适应自己的新身份。科教科是带教老师与实习生之间联系的桥梁，务必给予学生更多的关注，积极进行沟通交流，稳定学生的心态，使其能够较快适应新环境，新角色。带教医生应该明确自己的岗位职责，作为老师要潜心钻研教学、提高教学质量、培养专业水平过硬的学生，作为医生要提高自己的医疗水平、时刻铭记自己的医学誓言、做一名救死扶伤的合格医生。

（2）加强临床实习生的岗前培训

在入科前培训中加强理论知识及临床技能操作，能让学生感受到今后临床工作中的注意事项。岗前教育能让学生对实习的重要性有更深层次的理解，也能让他们对临床工作的环境有更深层次的了解，在无形中培养他们的责任感。通过对学员进行技能培训，可以持续提高学员的实际操作能力，这样学员在踏入临床之后，可以更快地成为老师的好助手，这样学生会产生一种成就感，进而更有激情地对待医学事业。在日常的教学过程中，教师应该多指导学生加强与患者的交流，加强对学生的人文关怀，培养他们的同情心。

另外，学校应该对学生进行风险评价教育，不管是在毕业之前对未来生活的计划、对未来的选择，或者是在临床工作中遇到的各种压力，都需要学校来引导学生进行风险评价，并以实践的方式，逐渐将"医学生"向"医务人员"转变。科教科应合理地安排入科前培训计划，介绍本院的基本情况、本院对实习生的要求、环境及教学管理部门、带教教师、实习轮转要求，还要进行基本简单的技能培训，开展医患沟通、消防安全、法律常识、医德医风等专题教育活动来强化学生的责任感。培训结束后对学生进行全方位的考核，来评价岗前培训的效果。

（3）坚持以医学生为临床教学之"本"

提高临床教学质量不仅要依靠医生，更要依靠广大医学生。"授人以鱼"不如"授人以渔"，要培养实习学生自我建设、可持续发展的能力。在学生具备一定的基础知识与基本操作技能的基础上，临床教师可提出具有诱导性的问题，设置一定的临床模拟情景，锻炼、提升学生的交流沟通能力。医学生产生解疑的兴趣，形成独立、完整的思路，有层次地深入地去解决问题，并从结果中得到满足感和宝贵的经验，进而完成自我评价与进步。

定期组织学生结合医学生见习、实习所接触的典型病例、突发事件和医疗纠纷等问题，进行医学人文专题讲座和案例分析，将医学人文理论知识应用于实践，使学生学会从医学、道德、法律、政治等不同角度去研究、解决医疗问题。在临床实践中理论联系实践，努力提高整体素质。

（4）加强临床师资队伍建设，明确带教老师职责

首先，为提高学生的学习质量，应该遴选一批临床经验丰富、具有责任心、爱岗敬业，能力出众的临床医师作为带教老师。定期培训带教老师业务知识、实践操作、教学管理、服务意识等方面。并且不定期考核带教医师，来提高带教老师的业务能力。

其次，医院方面可以构建与完善教学检查以及教学考评制度。针对各科室带教情况能够进行及时的考核，在年底评优评先时参考上述考核结果。通过这种方式对教学主任、秘书、老师等不同人员起到激励作用，使其在实习带教中积极性更高，更热情，从而促进带教质量的提升。医院可以定期评选一次优秀教学管理、优秀带教老师，并将结果作为年终个人评优评先的重要依据。带教需要主动地、积极地学习和了解有关学术领域的最新知识技能，提升自己的综合素质，并在实习带教中做到倾囊相授。医院应改进绩效评价指标，并把教学工作作为评价的重要内容，以激励员工。

（5）加强制度建设，建立教学督导工作

医院可以结合实际制定严格的《临床见、实习生管理规定》《教学医院管理细则》《教学秘书管理规定》等一系列规章制度，同时成立由院长和分管副院长为领导组长、教学管理部门、教学秘书等组成的三级网络管理领导小组，实行由院长、科教科、教学秘书这一管理路线，医学实习生日常工作由科教科统一分配给各临床教学秘书，临床在教学过程中遇到问题，则统一向科教科反映，再由科教科反映给院领导，进行统一协调和解决。医院还要发挥教学督导组在临床教学质量控制中的重要作用。医院通过聘任教学经验丰富的专家和教学管理人员担任督导员，组成"教学督导组"定期到各病区对临

床教学及实践教学进行评教评学，现场点评授课，给带教老师指出优缺点，使之及时整改，规范教学、提高教学质量。

（6）加强实习轮转期间的管理

科教科需要针对各科室中实习生加强出勤率的考核，及时和带教老师沟通了解学生在科室内的具体实习情况，及时发现存在的问题。定期开展学生座谈会，了解学生的需求。

（7）完善考核评价体系

要符合实际，科学、客观地制定评价考核体系、评价指标来评估带教教师的教学效果。学生出科成绩、学生给老师打分、科主任及其科室内其他老师的打分、科教科对教师定期考核评分等均属于带教老师成绩考核的重要内容，定期考评可以使老师及时改进教学方法，进一步提升实习质量，优化实习效果。

（三）住院医师规范化培训与管理

住院医师规范化培训是毕业后教育的重要组成部分，在医学终身教育方面具有承前（医学院校在校教育）启后（继续教育）的地位，是医学临床专家形成过程的关键。

1.培养要求

（1）实行分阶段培养

第一阶段 3 年，在二级学科范围内轮转，参加本学科各主要科室的临床医疗工作，进行全面系统的临床训练；第二阶段 2 年，进一步完成轮转，逐步以三级学科为主进行专业训练，深入学习和掌握本专业的临床技能和理论知识，最后 1 年安排一定时间担任总住院或相应的医院管理工作。

（2）采取学分制

政治思想素质、医德医风、临床实践时间、专业技能、理论学习及专业外语都达到要求，完成规定的学分，取得《毕业后教育合格证书》，作为聘任主任医生技术职务的重要依据。

（3）实行实践与理论结合的原则

以实践为主、技能为主，理论学习以自学为主、业余为主的原则，力求合理的知识结构，注重医疗、教学、科研相结合。

2.培养考核方法

住院医生考核分为理论考核和临床技能考核两部分。

（1）理论考核

由市卫生局统一组织，每年1次，考核包括专业必修课、专业选修课、公共选修课等。

（2）临床技能考核

由各医院自行组织，内容包括医疗记录（病史、医疗报告等）、"三基"（基础知识、基本理论、基本技能）、病例分析、操作或手术、带教质量、论文写作、专业外语等。

（3）考核方式

①轮转考核：每一科室轮转结束，由科主任组织考评小组，对住院医师的医德医风、临床技能、教学能力做出综合评价，记入轮转手册。

②年度考核：每年年底由各科（教研室）组成考核小组进行考核评价。

③阶段考核：第一、二阶段结束，由医院组织专家进行考核。

第四节　医院人力资源管理

一、医院人力资源概述

（一）医院人力资源管理的概念

医院人力资源管理是指根据医院发展战略的要求，运用现代科学理论与方法，对医院人力资源进行有效开发、合理配置、充分利用，并通过培训、考核、激励等一系列管理措施，发掘员工潜能，充分调动员工的积极性与创造性，最终实现医院发展与员工工作需求的双向目标。医院人力资源管理的主要工作内容是选人、育人、用人、留人。

（二）医院人力资源管理的主要特征

1.管理理念人本化

以人为本，将人视为医院最重要的资源加以开发、管理，采取人性化管理，考虑人的情感需求和心理需求，激发人的潜质，体现人的价值，根据员工个体特点实行个性化管理。

2.管理部署战略性

医院传统人事管理向现代人力资源管理过渡的一个重要标志，是人事管理工作从战术地位向战略地位的转变。传统的人事管理工作只表现出其战术地位，人力资源管理则具有战略性。医院传统的人事管理与医院的经营活动相互分离，人事部门作为一个非生产部门，充当着院长的参谋和助手角色，对院长的决策绝对执行。人事部门在整个医院系统中仅限于对现有人员的档案、工资等进行管理。现代医院人力资源管理与开发已被逐渐提高到医院的决策管理上来，在医院经营管理中具有全局性和战略性的地位。

人力资源管理的战略性主要表现在如下几个方面：人力资源超过物力资源而成为医院发展的决定性因素；人力资源管理部门逐步转变为医院的生产部门和效益部门，人力资源的开发和管理对医院的经营影响显著，与医院的经济发展融为一体；人力资源管理部门由医院的执行层面进入决策层面；现代医院人力资源管理注重引才借智和开发员工的创造性潜能，并且对员工进行动态管理；人力资源的开发与管理工作成为衡量医院工作优劣的重要指标。

3.管理过程全方位性

传统意义上的医院人事管理贯穿于员工从录用到退休的整个过程。人员的招聘、录用、委任标志着雇佣关系的建立，之后的考核、奖惩、职务升降、工资及福利待遇的确定、人事纠纷的调解等，构成了管理阶段的主要内容。现代人力资源管理不仅涵盖了传统人事管理的基本内容，而且进一步纵向加深、横向拓宽，形成全方位、多领域的管理。

在纵向方面，人力资源管理不仅包括传统人事管理的录用，而且把管理触角延伸至录用关系发生之前和录用关系结束之后；不仅充分发挥人才现有的作用，而且开发尚未形成和尚未利用的潜力；不仅管好 8 小时的工作时间，而且涉及工作之外的业余时间。在横向方面，首先，人力资源管理要提高考核、奖惩、职务升降、培训、交流、工资福利待遇、人事纠纷调解等环节的科学性，同时还要把管理触角拓展到员工的社会关系、情感世界和心理活动等领域，而不仅仅是将其看作可供利用的资源。其次，人力资源管理不仅把眼光放在高层次的技术人员和管理人员身上，也把每一位普通员工看作是宝贵的人力资源，不忽视、不排斥任何一个人，实行全员培训、全员开发，以发挥每个人的最大效能。因此，与传统的人事管理相比，人力资源管理具有明显的全方位性和综合性。

4.管理模式创新性

医院的人力资源管理是一个动态的过程，需要根据医院内外部环境的变化而做相应调整。人力资源管理模式既要有稳定性又要有灵活性，同时更要富有新的含义和不断创新的发展需求。要以市场观念和人力资源开发管理新理念创新人力资源管理制度，构建高效、精干的组织体系，创新医院分配体系，加大生产要素参与分配的比例，提高技术创新附加值在内部分配中的权重，激励、支持广大医务人员在医疗实践中不断创新。

（三）医院人力资源的分类

根据岗位性质，医院人力资源可分为三类：

1.卫生专业技术人员

执业医师、执业助理医师、注册护士、药师（士）、检验技师（士）、影像技师（士）等均属于卫生专业技术人员。

2.管理人员

管理人员指担任医院领导职责或管理任务的工作人员，主要从事党政、人事、医政、科研、继续教育、信息管理等工作。

3.工勤技能人员

工勤技能人员指在医院中承担技能操作和维护、后勤保障等职责的工作人员，护理员（工）、收费员、挂号员，以及从事电梯、搬运、供暖、安保、保洁等工作的人员都属于工勤技能人员。

（四）医院人力资源管理的目标

医院人力资源管理的最终目标是促进医院目标的实现，同时考虑员工个人的发展，强调在实现医院目标的同时实现个人的全面发展。

二、医院人力资源配置

（一）医院人力资源配置的概念

医院人力资源配置是指医院根据服务功能、任务、规模及发展目标的要求，对各类岗位人员的数量、质量、结构进行合理设置的过程。

（二）医院人力资源配置的原则

1.按需设岗原则

坚持按需设岗，做好岗位分析，明确岗位职责和任职条件，根据各科室人员需要制订医院当年的进人计划，对全院各类人员进行合理配置。严格把握岗位空缺等情况，制订科学的人员需求计划，将岗位的具体需求在招聘中规范化、具体化，力求做到个人与岗位相匹配。

2.能级对应原则

医院岗位有层次和种类之分，岗位人员的配置，要求人的能力与岗位要求相对应，即能级对应。要求主要临床、医技科室主任须具备高级职称或达到相应能力；护士长须具备大专以上学历、中级及以上职称；职能部门负责人需具备本科以上学历或中级以上职称。

3.动态配置原则

根据岗位目标任务的变化，适时进行工作分析与人才评测，对岗位职责、要求及现有人员的知识、技能、能力进行重新定位，合理稳妥地实行人力资源动态配置，破除"岗位终身制"。能力远远超出现有岗位要求的，一般可通过职务晋升进行优化配置；能力不符合或达不到现有岗位要求的，可通过加强技能培训，提高业务水平，或通过调配，谋求人岗能级对应。建立公开、平等、竞争、择优的选人和用人制度，实行竞争上岗，可实行低职高聘等，激发中青年技术人员的学习热情和工作积极性，建立健全人才激励机制。

4.结构合理原则

保证各类人员合理的比例关系、合理的层次结构配置、合理的年龄结构和合理的知识结构，使医院各类人员达到最优化群体组合，发挥医院所拥有的医疗、护理及管理人才的最大效能。

（1）合理配置各级各类卫生专业技术人员。（2）优化专业结构，合理安排学科设置，突出重点学科、特色专科。（3）以加强临床、科研、教学为中心，以引进和培养学科建设急需的高层次人才为重点，加大优秀青年技术骨干培养力度，搭建适应医院未来发展的人才梯队。对重点学科所需的高层次人才在人事调配中要优先考虑。（4）健全现有人员的继续医学教育和考评制度，针对不同专业、不同层次的人员分别采用不同的培训内容和方式，严格执行医师规范化培训和医务人员"三基三严"训练等；积极派送优秀专业技术人员外出进修、参观学习，多渠道提高人员的整体素质。

（三）医院人力资源配置的方法

1.比例定员法

在符合国家相关规定的基础上，医院中各级各类服务人员的数量是依据相应的被服务对象的数量以及不同岗位、等级之间员工的适宜比例来确定的，这种方法适用于确定医院各级各类人员的配置。除此之外，医护之间、卫生专业技术人员与管理人员之间、卫生专业技术人员与工勤技能人员之间的比例可根据医院规模、服务量、所在区域的人口状况及经济发展水平等因素来确定。

2.效率定员法

根据医院各科室的工作量和员工的工作效率来确定人员配置数量的方法。效率定员法主要适用于医院卫生专业技术人员、其他技术人员、工勤技能人员的配置。在运用效率定员法的时候还应该考虑机动工作量的问题。人员配置数=平均工作任务总量/员工工作效率×出勤率。

例如：某医院心内科平均每天接诊患者为270人次，每位医生日均可接诊患者50人次，医生的出勤率为95%。根据上述公式：心内科医生配置数=270/50×95%=5.13，即该医院心内科医生的配置数为5~6人。

3.岗位定员法

根据医院各部门（科室）工作岗位的数量及各岗位工作量来计算人员配置数量的方法。该方法主要适用于住院部卫生专业技术人员的配置计算。人员配置数=床位数×床位使用率×诊疗每位患者每天所需时间/每名卫生专业技术人员日均诊疗时间。

4.设备定员法

根据医院各类设备的数量和设备使用率、每台设备所需员工数量和员工出勤率来确定人员配置数量的方法。该方法主要适用于医技科室设备操作人员配置数的计算。人员配置数=同类设备开动台数×单机定员标准×该设备平均开动班次×出勤率。

例如：某医院有 X 光机 5 台（全部工作），每台 X 光机定员为 1 人，该设备平均开动班次为 3，员工平均出勤率为 87%。根据上述公式：X 光室操作人员配置总数=5×1×3×87%=13.05，即该医院放射科 X 光室的操作人员配置数为 13～14 人。

5.职责定员法

医院根据部门和科室的业务分工及职责范围来确定人员配置的方法。职责定员法适用于对医院管理人员、工勤人员的配置，因为这两种岗位的工作定额难以量化，通常以对实际工作的调研情况及管理者的经验为依据。

三、医院人力资源的开发与培训

（一）医院人力资源的开发

医院人力资源开发是指根据医院发展需要对员工素质与技能进行培养，以充分挖掘其潜能，有效发挥其才能与能力的一系列活动。人力资源开发的目标：一是提高人的才能；二是增强人的活力或积极性。开发的对象是人的智力、才能，即人的聪明才智；借助的手段有教育培训、激发鼓励、科学管理等。人力资源开发的主要环节有人才发现、人才培养、人才使用、人才调剂；人力资源开发的主要内容为组织与个人开发计划的制订、组织与个人培训和继续教育的投入、培训与继续教育的实施、员工的职业生涯开发及有效使用等。人力资源开发活动是无止境的，人既是开发的主体又是被开发的客体。同时开发过程既受到主观因素的影响，又受到客观因素的影响，是一项复杂的系统工程。

（二）医院人员的培训

1.医院人员培训的目的

提高员工的专业技术水平、文化素质及综合竞争能力，改善员工的知识结构，统一员工的思想和认识。专业技术类培训的目的是使员工了解专业技术最新的发展动态，增强科技创新能力，确保医院在未来的发展中立于不败之地。管理类培训的目的是使员工提高相关的管理技能，进而提高医院总体的工作效率，确保医院的稳定发展。员工的培训情况将存入个人培训档案，作为受聘、转正、晋升、加薪、年终考核及职称评定的重要依据。

2.医院人员培训的类型

医院人员培训可分为非学历培训和学历培训。非学历培训分为岗前培训、在岗技能培训和管理培训；学历培训根据性质和形式不同，可分为学位教育培训和非学位教育培训。

3.医院人员培训的内容

（1）新员工培训

新员工培训指新进员工在试用期需接受的岗前培训，包括医院统一组织的集中培训和各部门（科室）安排的专业培训。

（2）岗位技能培训

岗位技能培训指为了拓宽员工的知识面、提升其任职能力和职务晋升、提高工作效率所组织的各种培训（含研讨会）。

（3）外派培训

外派培训指因工作需要不能提供内部培训的，可参加社会上专业培训机构或卫生系统所组织的培训。

（4）进修学习

进修学习指医院根据工作需要，组织符合条件的员工到大型专业医院进修学习，接受中、短期训练，以开阔员工视野，提升专业或管理水平。

（5）战略性培训

战略性培训指为了满足医院持续发展需要而进行的培训，主要包括关键且稀缺人才培训、提高核心竞争能力所需的持续培训、后备干部培训。

（6）文化制度培训

文化制度培训指医院为了推行新的或经改良的医院文化、管理体系而进行的培训，如某医院员工行为规范、人力资源管理制度等方面的培训。

四、医院人力资源激励

（一）医院人力资源激励的内涵

激励是一个复杂的概念，有着不同的含义，可以从不同角度予以理解。激励，从字面上可以理解为激发和鼓励；在管理学上，一般指为调动和激发劳动者积极性而行使的一种奖励和惩罚措施；在心理学上，一般指人被激发行为动机的过程。尽管不同学科所给出的定义不完全相同，但其也有共同之处，即采用不同手段激发人的内在动机，使其产生某种行为。所谓医院人力资源激励，是指从医院管理目标出发，在了解医院人力资源需要的基础上，通过一系列的措施和手段激发员工产生与实现医院目标相一致行为的管理过程。

（二）医院人力资源激励的方法

1.工作激励

工作本身就是一种非常重要的激励因素，它能够调动人的积极性。医院人力资源管理者要为各类人员创造发挥才能的机会，做到人尽其才。

运用工作激励方法应注意以下问题：

（1）根据人员的素质、能力、兴趣、个人目标安排工作。

（2）让员工了解本职工作的意义和重要性。

（3）工作目标具有挑战性。

（4）丰富工作内容。

（5）以工作成绩作为奖惩、晋升的主要依据。

（6）为员工提供更多的参与管理的机会。

2.报酬激励

报酬激励是最为有效的激励方式。所谓报酬激励，是指通过合理的分配方式，将员工的工作业绩与报酬挂钩的一种激励方式，即按劳取酬，多劳多得。运用报酬激励方法需要注意以下几方面：

（1）建立合理和有效的薪资分配体系

医院人力资源部门要对岗位进行分析，注重工作中的技术含量和工作的强度、难度，通过工作岗位的劳动价值进行薪资分配，制定合理的薪资结构。合理的薪资结构要建立在公平公正的基础之上，并且形成以患者为中心、多劳多得的分配体系。①

（2）建立有效和完善的奖金制度

奖金是超额劳动的报酬，但在实践中，许多医院将奖金变成了工资附加部分，没有起到很好的激励作用。奖金应该是对符合医院精神的员工行为的一种奖励方式。因此，奖金的发放应建立在有效的标准基础上，同时管理者要信守诺言，及时兑现。这样不但可以充分发挥奖励的作用，而且能使员工增加对奖励的重视。

3.情感激励

这种激励在员工情感上产生的效应是积极、强烈而持久的，对培养员工良好的工作动机可产生积极的影响。如对员工的各方面情况应尽可能多地了解，包括身体状况、家庭情况、工作愿望、能力与不足、上下班路程、交通是否方便等，经常给予关心和必要的帮助，营造一个温馨、和睦、友爱的环境。员工在这样充满团结友爱的医院里工作就会奋发向上，激发潜在的能力。相反，就会产生压抑和孤独感，产生消极情绪，降低工作积极性。

4.组织激励

从广义上讲，组织激励是指实现组织目标的所有激励方式。从狭义角度讲，包括参与激励和培训激励。

（1）参与激励

实践证明，决策如果是领导做出，下属实施的话，很容易使员工产生脱离组织的感觉。如果不仅让下属实施，还让其参与决策的形成过程，就能激发员工的热情，提高工作效率。

（2）培训激励

培训激励是指定期对各类卫生专业技术人员和管理人员进行专业技术培训和管理技能培训，给各类医务人员提供进修和提升的机会。如有选择地将员工送到各级院校、培训中心学习，通过深造，具备一定能力后及时给予相应的专业技术职称。

5.评价激励

评价激励是对医院人员的某种行为做出一定的反应，如表扬、批评、惩罚、奖励等。运用评价激励时需要注意以下几方面的问题：

---

① 李为民.现代医院管理——理论、方法与实践[M].北京：人民卫生出版社，2019.

（1）评价适度

评价激励的力度直接影响到激励作用的发挥。评价过度不仅影响激励效果，还会增加激励成本。评价过度会使员工产生骄傲和满足情绪，失去进一步提高自己的欲望，或者会让员工感到不公，失去对医院的认同，甚至产生怠工或破坏性情绪。评价过轻会起不到激励效果，或者使员工产生不被重视的感觉，或者让员工轻视错误的严重性，从而可能还会犯同样的错误，甚至使错误严重。

（2）评价公平

由于评价是组织行为，因此在实施激励时必须做到一视同仁，评价结果与员工功过相一致。

（3）评价过程公正、公开

即评价必须按章行事、公开与民主化，不得夹杂私人感情因素。

6.榜样激励

目前，我国各类医院仍以物质奖励为主，物质奖励在合适的范围内会调动员工的积极性，但奖励不当反而会适得其反。对于安于现状、不思进取的员工，物质奖励往往起不到作用，为此，人力资源管理部门可采取榜样激励的方法。所谓榜样激励，是指某方面工作优秀的人，在自己的岗位上取得突出业绩，而成为典范。榜样是员工行为的参照标准。如果能够建立科学、合理的参照标准，就能将人们的行为引到有利于医院目标实现的轨道上。运用榜样激励需注意以下几方面的问题：

（1）明确榜样激励的动机

榜样人物并非大人物，亦非名人，凡是在工作岗位上取得优秀业绩的人均可成为榜样。

（2）关心和保护榜样

要关心榜样的成长，引导员工正确对待榜样，避免榜样人物承受不必要的压力。

（3）分析榜样形成的条件和成长过程，为员工学习榜样指明正确的路径。

第五节　医院后勤管理

一、医院后勤管理概述

（一）医院后勤管理的概念

医院后勤管理是为医院的核心工作提供医疗服务的一个重要的支持系统，是对涉及后勤的财务、建筑、物资、设备、环境、生活以及人力资源等工作进行计划、组织、领导和控制，以保证医院任务顺利完成的一个过程。医院后勤管理应用现代管理学的理论和方法，按照医院工作的客观规律，对医院物资、总务、设备、财务等后勤工作进行科学的管理。医院后勤保障工作是医院医疗、预防、教学、科研等各项活动取得成功的先决条件。医院现代化的程度越高，对后勤保障工作的依赖性就越强。为了适应现代化医院管理的要求，必须从"服务"理念出发，运用现代管理学的理念和方法，按照医院工作的客观规律进行科学管理，使医院的财力、物力资源得到合理使用，提高医疗服务的工作效率。[①]

（二）医院后勤工作的基本要求

1.提供完善的保障服务

医院后勤工作必须依据医院的工作计划和发展目标，尽一切可能保障医院工作计划的完成和发展目标的实现。要坚持"三优先"原则：优先服务临床一线所需；优先供应急重患者抢救；优先解决医院发展中的保障问题。具体地讲，后勤工作必须充分发挥支持系统的功能，切实做好卫生材料、办公和生活用品、被服装具等物资的供应；做好供水、供电、供煤、供气和通风、保暖工作；做好餐饮服务工作；净化、美化、绿化环境；维护医院安全；办好医院福利。

2.主动及时服务

医院后勤工作应清楚认识到自身在医院工作中作为支持保障系统的地位，主动、及

---

① 陈安民.现代医院核心管理[M].北京：人民卫生出版社,2015.

时为诊疗和护理等工作提供服务保障，为临床一线排忧解难。应主动深入临床一线，及时发现问题，及时解决，防患于未然，不断改进工作方式和方法。

3.讲求成本效益

医院后勤工作属于不断消耗资源而并不产生直接效益的部门。为此后勤部门要从医院整体利益出发，尽一切努力开源节流，减少浪费，提高后勤资源的利用率，降低医院的服务成本。

4.建立科学的管理制度

医院后勤工作内容纷繁复杂，既具有应急性和偶然性，也应坚持常规性和制度化。要制定各项规章制度，遵守岗位责任制；坚持预防为主的观念，尽量减少后勤设施差错的发生；逐步加强医院后勤工作制度化、规范化、科学化的管理。

（三）医院后勤的管理体制

医院后勤的管理体制，根据医院所处环境、规模以及领导力量的不同，体现出不同的组织形式。我国现行的医院后勤管理体制主要有以下几种：

1.后勤处统一管理

这种管理体制属于垂直的直线管理体制，通常是在医院设后勤处，由院长直接领导，后勤处下设总务科、财务科等，总务科下设技工组、电工组、维修组、车辆管理组、伙食管理组等部门，各部门分别负责相关领域的后勤保障工作。财务科负责后期财务管理。这种管理体制高度集中，具有指挥统一、信息传递快等特点，但对管理者要求较高。

2.后勤专业化

这种体制是将后勤组织按专业分开，实行专业化管理，一般分为总务、物资供应、设备器材、基建、生活管理等。专业化体制便于加强后勤部门的经济责任制，有利于提高后勤服务的专业技术水平。但要避免分工过细增加人员编制。

3.后勤服务社会化

凡能脱离医院单独经营的后勤服务项目均可实行企业化经营，或由独立的医院服务公司承包，与医院签订服务合同，实行专业化供给服务，如被服洗涤、环境绿化、设备维修等。对后勤服务社会化体制，必须加强管理。除加强对不宜实行社会化承包的服务项目管理外，还必须加强对服务合同的监督管理。医院后勤部门，不论实行何种管理体制，均需由院长或副院长直接领导，要教育职工勤俭办院，艰苦奋斗，做好后勤服务工作。

4.后勤人员的编制

合理确定医院后勤人员编制的目的，是为了保证临床医疗、教学、科研、预防等各项任务的完成，满足患者对医疗服务和生活服务的要求，保证医院工作的顺利开展。后勤人员编制的基本要求是：编制要正确合理，配备要比例适当，组织管理要科学严密。医院后勤管理要遵守以下原则：

（1）功能需要原则

满足医院医疗、教学、科研、预防等功能的需要。

（2）能级对应原则

工作人员的能力、资历、思想品质应与其担负的职级相称。

（3）合理比例原则

后勤部门与医院其他部门之间，后勤部门内部各职类、工种、职级之间，相互制约和依赖，客观上要求有合理的比例关系。

（4）经济效能原则

用最适当的人力、严密的管理、标准化的程序、有效的人力选择和应用，取得最佳的经济效能。

（5）动态发展原则

按动态发展不断调整后勤人员编制。

二、医院后勤物资管理

（一）医院后勤物资的采购

物资的采购是落实物资供应计划的实际步骤，采购必须注意以下几点：

1.严格执行供应计划

供应计划制订后，采购人员要认真执行。如因货源等问题需变动供应计划时，要请医院物资管理部门和财务部门审核批准，避免盲目采购。

2.各方协作，按计划采购

为保证医疗、预防、教学、科研任务的顺利完成，采购人员要与使用部门和保管人员协作好。使用部门要把所需的物资及早向保管人员提出申请；保管人员要经常查库，了解库存，及时提出采购计划；采购人员要根据市场情况，对货源进行调查，及时按计划采购。对货源不足和规格、型号奇缺的物品，可适当增加存量。

3.采购时严把质量关

在采购中要了解产品的性能、质量和用途，同时要对各厂家的产品规格、型号、性能、价格进行比较之后，才能安排采购。

（二）医院后勤物资的仓库管理

物资仓库管理是整个医院物资管理的重要环节，主要包括物资入库的检查验收，库存物资的保管、维护保养，出库发放，记账核算统计，盘点，定时清仓查库等。仓库管理的基本要求有以下几点：

1.物资入库做好验收

仓库管理人员要详细核对到货物资的名称、规格、数量、质量，有不符合要求的，应做好记录，并请送货人签章证明，以便及时汇报并与供货单位联系赔偿、退货、换货事宜。

2.妥善保管库存物资

做到专人专库，货位固定，账、卡、物相符，定期盘点。

3.要建立严格的仓库管理规章制度

做到账目清楚，账物相符，资料齐全，及时为有关部门提供信息，为医院制定科学的物资定额管理规划提供可靠的依据。

4.做好库内物资的保养维护工作

要经常检查库内物资，随时掌握库内物资质与量的变化，发现有变质、损坏、受潮等问题应及时采取有效措施，对已接近失效的物资，在物资卡上应有特殊标记，并通知有关科室尽量快用，对积压物资应写出报告，以便及时处理，注意保持库内外环境清洁。

5.要有健全的出库手续

请领部门要有请领计划或按消耗定额定期发放。

（三）医院后勤物资的发放管理

管理物资发放需注意以下几点：

1.坚持为医疗、教学、科研、预防一线服务，实行下送制度

对于卫生材料、办公用品等有消耗定额的物资或科室临时急用物资，要根据实际需要，实行预约送货和随要随送。

2.厉行节约，防止浪费

对于一些常用的或更换较频繁的物资，如医患被服等，实行限额发放，建立科室小仓库，由专人管理，定期换补。对于零星物资，分包拆零，用多少发多少。有的物资可以以旧代新，先旧后新，先发放有保管期限的物资，以免过期失效。

3.建立严格的物品领发手续

职能科室要建立领物单，仓库物资一律不得外借，因公借用，要有审批手续。

4.做好物资的回收工作

对工作任务完成后的剩余物资、因工作计划改变而不需要的已领物资、错发的物资、尚有利用价值的废旧物资都可办理退货。对退货的物资，要认真进行验收，办理入库手续。

三、医院家具和被服装具的管理

（一）医院家具管理

医院家具可分为通用家具和科研专用家具两大类。医院的家具属固定资产类，应由专人负责，并建立固定资产账。会计有总账，物资管理人员和各使用科室分别建卡片账，全部家具要分类编号。木制的钉号码，铁制的打钢印，卡片上记录编号、购置时间、维修记录、保管人、科室负责人签字等项，家具管理人员和单位保管人员要定期清查，如有账物不符情况需追究原因。各科室、各部门需用家具时，要提出申请，经主管院长批准后，由后勤部门承办，使用家具要有专人管理，如有破损要及时提出维修，并查明破损原因，按有关制度进行处理。医院设有固定的家具维修人员，维修人员要定期到使用单位检查，有破损时应及时维修，对非正常损坏提出指导意见，破损严重的家具要填维修记录并签名，需报废的要经主管院长批准，方可报废。

（二）被服装具管理

医院的被服装具大体可分四类：一是患者使用的被服装具；二是工作人员使用的被服装具；三是治疗使用的被服装具；四是办公使用的被服装具。医院对各类被服装具一般采取定额管理、实耗实销的方法。管理的基本原则是满足医疗工作的需要和患者生活的需要，符合卫生学要求，厉行节约。医院被服装具换洗要注意以下几点：

1.医院员工服装既是职业标志，也是防护服装，因此既要求端庄、整洁，又要注意隔离消毒，防止交叉感染。医院工作人员的服装力求做到冬季每周至少换洗 1 次，夏季每周至少换洗 2 次；特殊情况如污染后随时换洗。

2.患者用的被服装具要每周更换 1～2 次。有污染时随时更新、消毒，外科手术后患者要更换清洁衣服，以防感染。

3.分类洗涤，主要是指患者与工作人员的衣服要分开洗涤。各不同科室的被服要分类收集、洗涤。传染科的被服、一些严重污染的被服等应分开收集、运送、消毒处理后，再单独洗涤。

4.被服洗涤晾晒干后，要进行平整熨烫，然后再按科室分类严格分开叠放。

四、医院能源保障管理

医院能源包括水、电、气、煤等。科学、高效地提供和利用能源，既是医院服务质量的保障，也是提升医院后勤保障质量的重要内容。

（一）供用电管理

安全可靠的供电是医院正常工作的必备条件，加强医院供用电管理，是医院后勤管理中至关重要的一环。医院后勤管理者必须具备供用电管理的专业技术知识，必须熟悉供用电法规和运行操作规程，必须掌握医院各种用电设备的性能和供电要求。做到安全、经济、合理用电，让电力更好地为医疗、教学、科研、后勤服务。

（二）医院供用电管理的基本要求

在医院供用电管理中要把安全用电贯穿始终。基本要求如下：

1.必须保证连续供电

根据医疗、教学、科研、后勤工作需要，医院必须保证每天 24 小时连续供电。医院为一级负荷供电单位，用电量大，应有两路进线并有备用电源，以确保供电安全可靠。

2.确保诊疗设备用电要求

必须确保重要诊疗设备（如 X 光机、脑电图机等）对电源和电压的要求，确保摄片、影像和曲线显示的清晰度。医院突然停电和电源电压波动太大，会影响各种仪器设备的性能，因此，对一些用电量大和用电质量要求高的大型设备，最好设置专用线路和专用变压器，务求电源和电压稳定。

3.准确估计医院总负荷，合理确定变压器总容量

应根据医院的规模和设备的拥有状况，计算出用电的负荷量，配置相应的变压器。

4.把安全用电放在首位

对全院职工要经常进行安全用电的宣传教育，建立安全用电制度，经常检查各部门用电安全。从患者安全考虑，对一些常用、直接接触患者的诊断和治疗设备，应安装漏电自动保护装置。

5.建立安全用电和节电管理制度

确保用电设备符合国家安全标准，严禁使用不符合安全要求的用电设备；照明用电、医疗仪器用电、动力用电（电热）应分开；定期进行用电设备安全检查和维护，确保设备的正常运行；严禁私拉乱接电线，禁止乱接乱用电源插座；等等。

（三）供热管理

医院供热主要是指通过锅炉产生热量，经供热管道输送到使用部门，主要用于食堂、洗衣间、开水间、供应室、消毒、烘干、冬季采暖、蒸馏水等。

1.供热设备管理

医院锅炉吨位的配备可根据医疗、生活等每小时最大用热量来进行计算，一般以每床 10～15kg/h 为标准，即 100 张床可配 1.5～2 吨，北方寒冷地区可适当提高吨位数。

锅炉的配套设备包括鼓风机、引风机、电动给水泵、蒸汽给水泵、自动炉排电动机等，还要配备水质处理的离子交换器、消烟除尘装置、消音装置、余热水利用装置、分汽缸、输汽管道、散热装置和散热排管等设备。医院必须有自己的锅炉间，并有经过专业培训、取得正式司炉工上岗证的专门技术人员，实行 24 小时值班制度，保证热量供应。

2.采暖要求

患者对气温变化的适应能力差，在接受诊治过程中常需要脱衣裸身，因此需要通过供热，保持一定的室温，以预防各种并发症的发生。

（四）制冷与空调管理

医院的供冷可以分为集中式供冷和分散式供冷两种形式。

1.集中式供冷

配有压缩冷凝机组、蒸发器、冷却塔、输送管道、风机盘管、散热器、鼓风机等系统设备。配备冷气机的制热功率大小，按使用面积计算。集中式供冷一般按每平方米100Kcal/h 计算出需配何种热功率的冷气机。集中式供冷适用于使用频繁而且时间又长的部门，如手术室、婴儿室、产房、监护病房等。集中式供冷一般选用冷水机组，医院可根据需要配备 2~3 台或多台。制冷剂一般选用氟利昂制冷，它无毒、无臭、不着火，与空气混合不发生爆炸，安全度高，适宜于医院应用。

2.分散式供冷

一般选用窗式空调或立柜式空调，空调机热功率大小的选择，一般按每平方米150Kcal 计算。分散式供冷适用于部门分散、使用时间短或次数少的部门，可以按需开启或关闭，有利于节约能源。

（五）制冷与空调设备管理要求

1.要有专人负责

医院应配备具有专业知识的技工负责操作、维修和管理，确保设备的安全运行。

2.要重视日常检查和维护保养

在机械运转过程中注意各种表压、水汽、润滑、温度以及各种声响，电动机的电压、电流是否正常，冷却水的进入、排出温度、压力，以及鼓风机轴承是否有灰尘、油腻等，要加强日常检查，做好维护保养工作。

五、医院生活服务管理

为患者和职工提供优质的生活服务，是医院后勤工作的重要任务，是对医疗、预防、教学、科研工作的重要支持和保证。医院食堂是主要的生活和服务部门。

（一）医院食堂管理的主要任务

医院食堂管理的主要任务是：努力提高食堂工作的效益，保证职工的身体健康，为医院职工和患者提供营养餐饮服务，密切配合临床治疗，促使患者早日恢复健康。

（二）医院食堂的组织形式

目前各医院尚无统一模式。一般来说，大致有两种组织形式：一种是患者食堂、职工食堂统属总务科领导；另一种是有些大型医院，职工食堂及患者食堂分设两个科级组织，职工食堂归总务科，患者食堂属营养科。

（三）医院食堂管理的要求

医院食堂可分为医院职工食堂和营养食堂两类，其中职工食堂的管理主要应注意以下几点：

1.加强财会管理

要建立健全财会制度。通过会计核算和监督来反映采购、制作、销售等情况。监督膳食管理制度的执行，维护财经纪律管理，保护食堂的财产。

2.加强成本核算管理

账目要准确清楚，做到日记、日核、月结；从仓库领取原料应有计划、有手续，按定量标准做好饭菜出售；做好出入库、领取及售出的原始记录，月终核查，分类存档备查；所有饭菜都要保质、保量、保卫生。

3.加强食品卫生管理

要严格执行食品卫生"五四制"。

（1）由原料到成品实行"四不制"，即采购员不买腐烂变质的原料、保管员不收腐烂变质的原料、厨师不用腐烂变质的原料、炊事员不出售腐烂变质的食品。

（2）食品存放实行"四隔离"，即生熟隔离，成品与半成品隔离，食物与杂物、药物隔离，食品与天然冰隔离。

（3）餐具实行"四过关"，即一洗、二刷、三冲、四消毒。

（4）环境卫生采取"四定"，即定人、定物、定时间、定质量。划片分工，包干负责。

（5）个人卫生做到"四勤"，即勤洗手剪指甲、勤洗澡理发、勤洗衣服晒被褥、勤换工作服。

第五章　卫生规划管理

第一节　卫生规划概述

一、卫生规划的含义

（一）卫生规划

卫生规划是卫生部门在政府领导下，通过确立一定时期内卫生事业发展的总体目标，并围绕这一目标制定的全局性战略和发展目标。卫生规划既涉及卫生事业发展的目标，也涉及实现卫生目标的方法，是较长一段时期内卫生发展战略方向、长远目标、主要步骤和重大措施的设想蓝图。随着我国卫生事业的发展，国家卫生行政管理部门在不同时期名称有变化，不断践行大卫生、大健康理念，因此卫生规划也在不同时期称为"卫生规划""卫生计生规划""卫生健康规划"。为便于统一本章均称为卫生规划。

（二）卫生规划的类型

卫生规划从横向和纵向两个维度分为不同类型。从横向维度来看，卫生规划对应国家规划体系，分为卫生发展规划、卫生专项规划、卫生区域规划和卫生空间布局规划四类。具体表现形式包括总体规划（纲要）、发展规划（纲要）、行动规划、体系规划、布局规划等。

卫生发展规划是落实国家发展规划，即国民经济和社会发展对卫生健康领域提出的战略任务的综合性、纲领性规划，是国家指导和调控卫生健康领域发展，审批、核准重大工程项目，安排政府投资和财政支出预算，合理配置公共资源和引导社会资本投向，制定相关政策的重要依据。

卫生专项规划是以卫生特定业务领域为对象编制的规划，是卫生健康发展规划在特定业务领域的落实和细化。

卫生区域规划是指导特定区域卫生健康协同发展和制定相关政策的重要依据。

卫生空间布局规划属于国土空间规划专项规划，是一定区域卫生健康机构设施布局的重要依据。

从纵向维度来看，卫生规划对应国家行政管理层级，分为国家级卫生规划、省级卫生规划、市县级卫生规划。国家级卫生规划应突出宏观性、战略性和政策性；省级卫生规划要注重协调性和可操作性；市县级卫生规划应坚持在统揽全局的基础上注重实施性，保障规划落实。

二、卫生规划的功能

（一）确定卫生事业发展方向

制定卫生规划是要给一定区域范围内的卫生机构、卫生组织、卫生人员等提出未来的发展方向，通过寻找目标与现实之间的差距，找到努力的方向，并采取适当的措施应对社会大环境变化对目标的影响和冲击。

（二）统筹配置卫生资源

应把卫生系统作为一个整体来考虑，各种卫生资源兼顾利用，有效解决在某一区域内卫生资源分配不公平的问题，使卫生资源得到有效的、公平的利用。

（三）使工作协调一致

卫生系统在社会提供服务的体系中是比较特殊的一个。医疗卫生机构和公共卫生机构中都有很多层次和不同类型。每类机构有各自的目标、服务内容，机构之间又有复杂的联系。卫生规划能够将它们兼容并蓄，在一个大环境、大背景下作为卫生系统来规划和制定目标，有利于使工作协调一致。

（四）有效控制和促进发展

卫生规划确定了在未来一定时期内所要达到的目标和标准，目标和标准有利于从宏观层面把握机构或组织的发展，在有效控制的同时能够促进发展，对于发展过剩的机构和组织起到有效抑制的作用，对于发展滞后的机构和组织起到积极促进的作用。

第二节　制定卫生规划的原则、依据和程序

一、制定卫生规划的基本原则

（一）目标化原则

卫生规划的一项重点工作是构建卫生活动或卫生事业发展的目标，并且可以作为用来衡量实际绩效的标准。一般而言，卫生规划工作是以提高居民健康状况为主要目标的。在这一主要目标的基础上，又可以分为多个具体的目标。在目标的制定过程中要注意指标化、具体化，这样才有可操作性。

（二）统筹兼顾原则

制定规划的过程，更多的是一个协调有关各方利益和诉求的过程。因此，要做到兼顾各相关部门和各个领域。一个好的卫生规划一定要得到发展改革部门、卫生健康部门、人社部门、财政部门、药品监管部门、各类卫生机构、各类人群的支持与积极配合才能得以实施。

（三）科学发展原则

卫生规划是一种长效机制，体现在规划的周期较长，不能仅仅看到当前的问题，还要关注长远的利益。卫生领域中医疗卫生服务更多是直接面对患者提供医疗服务的，对个体疾病的治疗效果直接而且显著，而公共卫生服务则更多是间接面对公众提供间接的

预防保健服务，但其对群体、对整个环境的健康和卫生条件的改善有更高的成本收益。因此，应该注重对公共卫生的投入，推动卫生发展方式从注重疾病治疗向注重健康促进转变；从注重个体服务向注重家庭和社会群体服务转变；重点发展公共卫生、基层卫生等薄弱领域及医学模式转变要求的新领域，实现医疗卫生工作关口前移和重心下沉。

（四）系统化原则

卫生规划涉及卫生系统的各个子系统，每个子系统、每个环节都在整个系统中扮演相应的角色、发挥相应的功能。卫生规划要动员卫生系统中的全体成员参与其中，明确各自的任务、工作内容，调动各自的积极性。

二、制定卫生规划的依据

在制定卫生规划的过程中要遵循的依据可以概括为六个方面：

（一）国际卫生发展的最新理论与相关政策

例如：世界卫生组织制定的全球卫生发展目标和评价指标、其他国家的卫生规划相关政策等。

（二）国内宏观发展政策和规划

例如：国家、省、市的"十四五"发展规划，与卫生相关行业的发展规划等。

（三）国内卫生发展政策和规划

例如：国家、省、市的卫生事业发展规划，国家医改方案及相关配套文件等。

（四）其他相关政策

例如：国家信息化发展战略、卫生信息发展战略等。

（五）社会经济发展

相关统计资料例如：地区行政区划、自然资源、国民经济水平、人口、就业、固定资产投资、财政、价格指数、环境保护、教育、科技、文化、体育、社会保障等方面的内容，其中选择与卫生相关性较强的资料。

（六）人口健康状况

相关统计资料例如：人群中性别、年龄，疾病的发病率、病死率、死亡率等疾病评价资料，婴儿死亡率、孕产妇死亡率、平均期望寿命等健康评价资料。

三、卫生规划的制定程序

（一）前期准备工作

1.认识准备

相关人员尤其是领导层对卫生规划工作重要性的认可程度直接关系到规划编制和实施的质量。因此，首先应该做好对卫生管理领导层思想认识的开发工作。为什么要做卫生规划？卫生规划对卫生工作有什么样的影响？不做卫生规划而盲目开展卫生工作会带来什么后果？对这些问题的回答可以使决策者认识到卫生规划的重要性，从而能够减少开展卫生规划研究的阻力，甚至会增加开展卫生规划的动力。思想上对卫生规划有了统一的认识，可以保证规划的权威性，保证规划研究相关资料的获取，保证工作经费的落实，保证参加规划的工作人员的积极性。总之，对领导层从思想认识层面的开发是后续工作开展的重要保证。

2.人员准备

成立编制组织是能否实现卫生规划目标的关键。根据卫生规划的特点，卫生规划编制组织应分为两个层次：第一个层次是卫生规划的领导小组，领导小组基本上由区域内政府的主要领导和财政、卫生健康委等有关部门的领导和决策人员组成，其目的是将卫生规划自觉地纳入国民经济与社会发展规划之中。第二个层次是卫生规划编制的工作班子，工作班子人员的配备与素质在很大程度上影响着规划的质量和效率。卫生规划的工作班子应由一个多层次、多学科、多方面的人才群体组成，从专业上可以将工作班子人员分为三个方面，即咨询、调研、信息资料处理。直接参与区域卫生规划编制的工作人员，首先要接受培训。培训内容包括：卫生规划的概念、意义及实施的目的；卫生规划的编制原则、内容、要求和技术方法；制定卫生规划需要进行的数据基线调查设计、数据收集、数据分析；有关技术报告的撰写与卫生规划的编制等。[①]

（二）形势分析

形势分析是对卫生事业发展面临的宏观背景和社会特征做出判断。形势分析主要依靠信息的支持，卫生事业发展现状及其影响因素的信息内容主要包括：社会经济发展水平和自然生态环境；人口增长和年龄结构变化；居民健康模式转变和卫生服务需求；卫生资源配置和利用效率等多方面。形势分析要从卫生服务供需双方入手，不仅要关注卫生服务供方，包括医疗、预防、保健、康复等的服务范围、水平、费用和利用效率，更主要的是对社会经济发展、卫生服务和其他有关因素导致居民健康、疾病模式的变化进行详尽的分析。通过健康需求和服务供给之间，以及与其他地区之间的比较，找出存在的问题和差距。

（三）问题诊断

通过形势分析，发现存在的问题，按照问题的严重性决定卫生规划要解决的主要问题。确定主要卫生问题应注意两个方面：一方面是居民主要健康问题现实的严重性和可能的危险性。确定主要卫生问题的基本原则应包括造成健康损失的主要疾病及危险因素的病因学和流行规律已经或基本清楚，并有符合成本效益的干预措施，即主要卫生问题是那些带有普遍性、关键性的卫生问题。另一方面是应对卫生资源的配置和利用情况加以评估，分析卫生资源配置和利用与卫生问题之间的关系，从而探讨优化卫生资源配置的途径和方法，以改善和提高卫生服务能力。卫生资源配置问题主要表现在以下四个方面：一是卫生资源配置的总量、结构、分布等是否与卫生服务的需要和需求相适应；二是卫生资源总量是否足够解决已有的健康问题；三是卫生资源是否存在过剩或短缺；四是解决目前卫生资源存在问题的关键点。

（四）确定发展目标

目标是一种成果，是经过努力所希望达到的水平。确定目标就确定了努力的方向。确定卫生规划的目标，是在对自然生态环境、社会经济发展所面临的主要卫生问题等分析的基础上，按照既符合国家卫生工作方针和卫生事业发展总目标，又适应当地经济社

[①] 蔡小波,庞晓媚,邱泉等.基于公共健康的开发控制研究[J].南方建筑,2022(1):34-40.

会发展的总体规划及居民对卫生服务需求的原则，正确处理历史与未来、内涵与外延、局部与整体、有利条件与制约因素、必要性与可能性、科学性与可行性的关系，因地制宜，量力而行。

（五）卫生规划

实施卫生规划是在社会主义市场经济条件下卫生管理体制改革的新举措。一是要广泛宣传卫生规划的思想，特别是对各级领导和各个管理部门。通过多种形式的宣传，解放思想、更新观念、排除阻力、达成共识。二是要形成良好的协作参与机制。卫生规划是一项协作性要求很高的战略，如环境卫生，水、粪便及垃圾的管理，需要环卫、环保部门的参与；精神病、伤残人的保健服务需要民政部门的协作；健康教育需要文化、教育等部门的配合。在实施过程中，必须明确各部门的任务和职责，并加强考核。同时，卫生规划的科学性、可行性与适宜程度只有在实施中才能得以检验，并不断修正、补充和完善。

第三节　区域卫生规划

一、区域卫生规划的含义

区域卫生规划是指在一个特定的区域范围内，根据本区域社会经济发展、人口结构、地理及生态环境、卫生与疾病状况，以及不同人群的需求等因素，确定区域卫生发展的方向、模式、目标，以及相应的政策措施，统筹规划和合理配置卫生资源，合理布局不同层次、不同功能、不同规模的卫生机构，使卫生总供给与总需求基本平衡，促进区域卫生的整体发展。[①]

---

① 王昕晔,聂海洋.卫生事业管理理论与实践[M].北京：中国中医药出版社有限公司,2022.

二、区域卫生规划的特征

（一）区域性

区域是一个地理学概念，它具有一定界限，有自己的地理环境、气候等特征。区域又是一个社会学概念，每一个区域都有自己的行政管理体制、经济发展水平、人口组成、文化习俗和生活方式等。所有这些都是影响区域卫生工作和居民健康状况的重要因素。区域卫生规划是在对本区域内特定的政治、经济、文化进行综合分析的基础上，针对本区域内的卫生状况进行的规划，它以一定的行政区域为依托。

（二）高效性

规划以优化配置区域卫生资源为核心，以提高区域内卫生资源的利用效率，满足区域内不同层次居民卫生服务需求为目标，围绕区域人群健康目标这个中心，对区域各项卫生资源"规划总量、调整存量、优化增量"，特别是对存量卫生资源从结构、空间分布上进行横向和纵向调整，推行卫生全行业管理，按照公平、效率的原则合理配置，使有限的卫生资源得到充分的利用。

（三）整体性

整体性主要体现在三个方面：

第一，实施全行业管理。区域卫生规划着眼于提高卫生系统的综合服务能力，明确各级各类医疗卫生机构的地位、功能及相互协作关系，形成功能互补、整体的、综合的卫生服务体系。

第二，区域卫生规划是从战略角度研究卫生问题。区域卫生规划不是实施计划，尽管它的实现有赖于一系列完善的实施计划。区域卫生规划更多的是对区域卫生事业发展的全局做出筹划和抉择，站在战略层面上考虑整个卫生事业的发展方向和发展重点。

第三，区域卫生规划需要社会各个部门协调行动。区域卫生规划是在对区域社会、经济、文化、卫生等因素综合分析，做出区域诊断的基础上编制的，是一个大卫生蓝图，是区域社会经济发展规划的重要组成部分，编制区域卫生规划作为一种政府行为，不仅需要卫生行政管理部门的积极努力，还需要政府有关部门和社会方方面面的大力支持和配合。区域卫生规划编制的全过程都要体现政府负责、卫生部门牵头、有关部门配合、社会参与和法律保障的精神。规划的实施着眼于区域全行业的管理，对区域内不同层次、不同部门的卫生机构统筹规划，合理地布局定位，力求在政府的组织下使区域内有限的卫生资源得到综合利用。①

三、区域卫生规划的编制程序

区域卫生规划是区域各种要素纵横交织产生的整体效应，影响区域规划的因素很多，诸如区域经济、社会、文化、教育、伦理道德等，且这些因素经常处在动态变化之中，制定规划要确立动态模型，注意收集区域动态信息，规划要随动态信息不断地加以调整。实施区域规划是一个动态过程，要加强规划实施中的监测工作，及时了解规划实施进展等动态信息，对规划适宜程度、进度和效果进行监督和评价，发现问题，及时进行调整、修订和完善。

区域卫生规划的编制程序：第一是区域形势分析；第二是确定主要卫生问题和优先领域；第三是区域卫生发展战略目标和指标的确定；第四是实施区域卫生规划的策略和措施。

---

① 王昕晔,聂海洋.卫生事业管理理论与实践[M].北京：中国中医药出版社有限公司,2022.

第六章 卫生资源管理

第一节 卫生资源管理概述

一、卫生资源概述

（一）卫生资源的基本概念

卫生资源是卫生工作开展的重要因素，其含义有广义和狭义之分。从广义上讲，卫生资源是指人类开展一切卫生保健活动所使用的各类社会资源；从狭义上讲，卫生资源是指在一定的社会经济条件下，一个社会投入到卫生服务中的各类资源的总和。一个国家或地区拥有的卫生机构数、床位数、卫生技术人员数、医疗仪器设备数、人均卫生费用及卫生总费用占国内生产总值的比值等，都是衡量该国家或地区在一定时期内卫生资源水平的重要指标。同时，还可以用卫生资源量与服务人群数的相对比值来表示卫生资源的可获得性，如每千人口医生数、每千人口医院床位数等。[1]

（二）卫生资源的基本形式

1.卫生人力资源

卫生人力资源是指已经接受或正在接受卫生专业技术、卫生管理教育或培训，从而具有某种卫生技能及卫生领域管理知识的人员，主要以卫生技术人员的数量和质量来衡量。卫生人力资源作为医疗卫生服务活动的主体，他们的知识、经验、技术和道德情操

---

[1] 罗中华,徐金菊.现代医院管理学[M].北京：中国中医药出版社有限公司,2023.

等直接决定着医疗卫生服务的质量和效果。

2.卫生物力资源

卫生物力资源是指卫生服务生产赖以进行的各种物质资料的总称，主要包括卫生机构、床位、器材设备、药品及卫生材料等。卫生物力资源是进行各项卫生服务活动的物质保证。

3.卫生财力资源

卫生财力资源是指国家、社会和个人在一定时期内，为达到防治疾病、提高健康水平的目的，在卫生保健领域所投入的经济资源。由于卫生财力资源是以货币形式表现出来的，并用于医疗卫生服务的经济资源，从而通常以卫生总费用来表示。

4.卫生技术资源

卫生技术资源是卫生服务领域科学与技术的总称。

5.卫生信息资源

卫生信息资源是指在医疗卫生活动中经过开发与组织的各类信息的集合，它是保证医疗卫生服务市场良性循环的重要条件，是制订卫生计划的重要依据，也是协调卫生组织经营活动的有效手段。

二、卫生资源配置的原则

（一）坚持以人为本，维护人民健康权益的原则

以保障居民健康为中心，以"人人享有基本卫生服务"为根本出发点和落脚点，是卫生资源配置应遵循的基本指导原则。随着我国经济社会的发展，人民群众对于健康的需求越来越高，居民健康已成为经济社会发展的重要指标之一，从而使提高居民的健康水平成为卫生事业发展的基本目标。卫生资源配置必须以维护人民群众的生存权与健康权为取向，提高服务质量，以满足群众多层次、多样化的医疗卫生服务需求，尤其是基本医疗卫生服务需求。要坚持"保基本、强基层、建机制、补短板"，加强对中西部地区和基层医疗卫生机构的能力培养，坚持效率与质量并重，进一步提高医疗服务的效率和质量，更好地满足我国城乡居民的健康需求。

（二）与社会和经济发展相适应的原则

卫生事业的发展与经济社会发展相适应，是卫生资源配置中首要考虑的问题。当前，我国已经实现了第一个百年奋斗目标，在中华大地上全面建成了小康社会，历史性地解决了绝对贫困的问题，正在向着全面建成社会主义现代化强国的第二个百年奋斗目标迈进。随着小康社会的全面建成，人民的生活水平日益提高，城乡居民对卫生服务的需求有了更高的要求，从而使卫生资源的总量不断增加，结构不断变化。特别是新冠疫情的发生也体现出我国卫生服务体系发展仍存在不平衡、不充分等问题。未来我国医疗卫生服务体系需要坚持健康导向，推动以医疗为中心向以健康为中心转变。适应我国疾病谱的变化和居民健康的需要，坚持医防并重，防治结合，统筹医院、基层和专业公共卫生机构的发展，进一步筑牢居民健康的上下游防线。另外我国已经进入老龄化时代，人口的快速老龄化以及与之相伴随的疾病谱的转变，导致我国医疗卫生服务需求急剧增长，这将会对我国医疗卫生事业造成持续冲击，同时也会推动"健康老龄化"战略的实施、"重治轻防"理念的转变，以及相关医疗保障制度的发展与变革。

（三）效率与公平兼顾的原则

卫生资源总是有限的，只有合理、有效地配置卫生资源，提高卫生资源利用率和综合服务能力，才能达到充分利用卫生资源的目的。卫生资源配置的效率主要表现在两个方面：一方面是筹集多少资源以提供卫生服务，另一方面是在卫生资源投入既定的前提下，卫生资源配置如何达到最优。同时，保证社会成员得到公平的卫生服务也是政府在卫生领域追求的重要目标之一。卫生资源配置的公平性主要体现在卫生服务筹资和卫生服务提供两个方面。卫生服务筹资的公平性，即资金来源的公平性；卫生服务提供的公平性，主要体现在需要公平性、可及公平性和健康公平性三个方面。卫生资源配置的公平和效率是卫生事业可持续发展必须解决的两个关键问题。

（四）保证重点，兼顾全局的原则

我国仍然处于城市化快速发展的阶段，大部分优势医疗资源主要还集中在大城市、中心城市。广大农村和中小城市还存在医疗资源分配不足的问题。因此在当前卫生资源配置中，要重点考虑向农村地区、老少边穷等卫生基础薄弱地区倾斜。

（五）投入产出原则

投入产出原则的实质是以较小的投入获得较大的产出。产出不仅包括直接经济效益，还包括间接经济效益和社会效益，即在满足卫生服务基本需要与公平的前提下，要重视卫生资源利用的效率与效益，提高卫生资源利用的综合效益，实现卫生资源配置的最优化和效益的最大化是卫生资源配置的核心与目标追求。坚持投入产出原则，有助于实现最小投入获得最大产出的资源配置目标，这既是资源配置必须坚持的原则，也是实现卫生资源优化配置的重要手段。

第二节　卫生人力资源管理

一、卫生人力资源管理的概念

卫生人力资源是指在一定时间和一定区域范围内存在于卫生行业内部的具有一定专业技能的各类卫生工作者数量与质量的总和，通常指直接从事医疗卫生工作的卫生技术人员和卫生管理人员。卫生人力资源包括三个部分：一是实际拥有的卫生人力，即已经在医疗卫生部门工作的卫生技术人员和卫生管理人员；二是预期的卫生人力，即正在接受卫生专业或卫生管理教育与培训、达到一定技术水平、将到医疗卫生部门就业的人员；三是潜在的卫生人力，主要指接受过卫生专业技术培训，有一定卫生技术工作能力，但目前并没有从事卫生工作的人员。

卫生人力资源管理是指为实现组织或机构战略目标，运用现代人力资源管理原则和管理手段，对卫生人力资源进行规划、获取、整合、奖酬、调控和开发并加以利用的过程。

二、卫生人力资源的聘用与培训管理

在卫生事业的运行与发展中，无论是物质资源、财力资源抑或技术资源等，最终都要由人来管理或由人来直接使用并提供服务。卫生人力资源是卫生事业发展的第一资源，是卫生事业发展中具有决定性作用的资源因素。卫生人力资源的聘用管理是卫生人力管理的首要环节。一般在制定卫生人力资源规划后，就进入了卫生人力资源聘用与培训阶段。

（一）卫生人力的聘用

从卫生人力资源微观管理来看，卫生人力的聘用是卫生组织根据组织的发展目标与职务体系的设计，以及职务标准、任职资格要求等，对现有在职人员和候选人员进行综合考查和评估，使合适的人选在合适的岗位上任职的过程。通俗来说，卫生人力的聘用是组织根据人力资源规划和职务分析的数量与质量的要求，通过信息的发布和科学甄选，获得本组织岗位所需的合格人才，并安排他们到组织所需岗位工作的活动和全过程。

显然，卫生人力资源的聘用，以卫生人力的获取、甄选为前提，即通常讲的选拔过程。传统的选拔方法有领导发现、举荐、组织考察和考试选拔等；现代的选拔方法，还包括能力测试、面谈、民主推荐、专家考评、组织考查、试用等选拔方式的结合。同时，从选拔的途径上看，有内部选拔和外部招聘。内部选拔包括内部提升和内部调用等，是指从组织内部选拔那些能够胜任岗位要求的人员，充实到岗位上去的一种方法。此方法的优点是被选拔的对象个人资料可靠，对其优势和不足都比较了解，选拔此类人员可以激发组织内部人员的进取心，提高他们的工作热情；缺点是可供选拔的人员有限，一旦操作不慎，还容易挫伤组织内没有被提拔到的人的积极性。而公开招聘是指卫生组织向卫生组织外人员宣布招聘计划，提供一个公平竞争的机会，择优录用合格的人员担任卫生组织内部岗位的过程，包括求职者登记、公开招聘或职业介绍机构招聘等。同时，在卫生人员聘用后，还要加强聘后管理，建立解聘、辞聘制度等，并要建立和完善岗位绩效管理制度，对聘用人员进行全面绩效管理，并把考核结果作为续聘、晋级、分配奖惩和解聘的主要依据。

（二）卫生人力的培训

卫生人力培训的内容，主要包括政治素质、职业道德、专业知识与技能及其他相关素质内容；培训的方法主要有在职培训和脱产培训等；培训的种类主要有新职工上岗培训、在岗培训、转岗培训、晋升培训、岗位咨询培训，以及新知识、新技能培训，或者绩效管理（考核）培训等。培训方法，按工作岗位可分为不脱产培训、脱产培训、半脱产培训；按培训时间可分为长期培训、中期培训、短期培训；按培训方式可划分为学历教育、岗位培训、专业证书制度培训等。各类卫生人力培训都需要有培训方案，而培训项目是实施卫生人力在职培训的常用方式。

同时，从卫生人力培训的目标出发，卫生人力的培训应当遵循全员培养和重点培养相结合的培训原则，按需施教、讲求实效的原则，以及短期目标与长远发展相结合的原则。[①]

一个完整的培训项目，应该包括三个阶段：一是培训需求分析阶段，此阶段形成对某一方面培训的建议，从而确定培训目标，并做出培训决策；二是培训设计与实施阶段，即制定培训方案，包括培训对象、培训内容、培训方法、培训时间与经费预算，以及对整个培训过程所进行的系统安排、培训效果评价计划等；三是培训评估阶段，通过对培训的设计、执行和结果进行评价分析、总结与反馈过程，以达到检验培训效果、改进培训设计、总结培训经验，最终提高培训水平的目的，从而使卫生人力的知识、技能和态度不断满足岗位要求。

[①] 王昕晔,聂海洋.卫生事业管理理论与实践[M].北京：中国中医药出版社有限公司,2022.

第三节　卫生财力资源管理

一、卫生财力资源的概念

卫生财力资源是指国家、社会和个人在一定时期内，为达到防病治病、提高人民健康水平，在卫生保健领域内所投入的经济资源。广义的卫生财力资源是一切可以用货币表现的卫生资源，包括卫生人力、物资设备、设施、房屋建设、交通信息等费用，而狭义的卫生财力资源指卫生事业费用，并通常用卫生资金、卫生总费用表示。

二、卫生财力资源的筹集

卫生财力资源或卫生总费用的筹集有狭义和广义两种概念。狭义的卫生财力资源筹资是指卫生资金或卫生事业费用的筹集，包括卫生资金的来源及各来源渠道的具体内容、数量和比例等；广义的卫生财力资源筹集不仅包括卫生资金的筹集，还包括卫生资金的分配和使用，即不仅要研究卫生资金从何而来，资金来源渠道和各渠道的数量，还要研究资金的去向和数量，即分配流向，以及资金的使用效率、公平性等问题。卫生财力资源的筹集直接受到社会经济环境、文化环境和政治环境等社会各方面因素的影响。概括地说，我国目前的卫生财力资源的筹集来源主要有政府投入、社会卫生筹资、个人卫生筹资、健康保险筹资等。

三、卫生财力资源的分配与利用

（一）卫生财力资源的分配

卫生资金是卫生财力资源的货币表现，卫生财力资源的分配实际上是指不同来源筹集的卫生资金的流向问题。通过政府的宏观调控和市场调节，科学合理地对所筹集到的卫生资金进行优化配置，分配到卫生服务的各个领域，通过汇集整理相应的卫生费用数据，就能反映全社会的卫生资金投入在不同部门、不同地区、不同领域、不同层次的配置和使用效果，可用来分析与评价卫生资源配置的公平性和合理性，为调整和制定卫生资源分配政策提供经济信息和客观依据。卫生分配应遵循以下五个原则：1.成本—效益原则。2.主要卫生问题优先原则。3.向预防保健和农村基层倾斜原则。4.与当地社会经济发展水平相适应的原则。5.供需方兼顾的分配原则。

（二）卫生财力资源的利用

卫生财力资源的利用主要表现为卫生资金的使用。卫生资金的使用是卫生服务的各个领域将分配到的资金合理运用到各个项目上，追求以最小的成本达到最大和最优的卫生服务产出的过程。卫生资金利用的主体包括医院、社区、公共卫生机构和保险机构，他们是卫生费用的支付对象，也是卫生服务相关产品的提供者。资金支出的形式有诊疗费、药品费、检查费、保险费、预防保健费、固定资产投入等。

一般评价卫生财力资源或卫生资金利用的绩效，主要通过资金利用的效率、效益与效果三方面来进行。资金利用效率是指评价费用消费与卫生业务活动数量之间的关系，如平均每诊疗人次的医疗费用、平均每床日住院医疗费用、平均每一出院者住院的医疗费用，以及某种住院医疗费用；资金利用效益是指以货币价值形式对一定的卫生资金投入使居民健康得到改善所产生的效益和社会影响进行衡量，卫生资金的利用效益往往用疾病经济损失加以评价；而资金利用效果分微观效果和宏观效果，微观效果是指卫生机构业务工作目标的实现程度，宏观效果是指社会卫生发展战略目标的实现程度。[1]

四、卫生财力资源管理评价

（一）卫生财力资源评价主要指标

1.卫生总费用

卫生总费用是指一个国家或地区在一定时期内（通常是 1 年）全社会用于医疗卫生服务所消耗的资金总额，是以货币作为综合计量手段，从全社会角度反映卫生财力资源

---

[1] 谷艳敏.基层医疗卫生机构基本公共卫生服务资金管理优化对策研究[J].质量与市场,2022,(20):91-93.

的全部运动过程，分析与评价卫生财力资源的筹集、分配和使用效果。

2.政府卫生支出

政府卫生支出是指各级政府用于卫生事业的财政拨款，主要包括公共卫生服务经费与公费医疗经费，即医疗保健制度投入。

3.人均卫生费用

人均卫生费用是消除人口增长因素对卫生财力资源或卫生总费用绝对值的影响，用来分析、评价公平性的重要指标，人均卫生费用一般用当年价格和可比价格两项指标来表示。

4.卫生筹资总额

卫生筹资总额是反映卫生财力资源筹资总量的重要指标，用于评价全社会卫生投入水平，卫生筹资总额一般使用当年价格和可比价格两项指标来表示。

5.卫生总费用占国内生产总值百分比

卫生总费用占国内生产总值百分比通常用来反映一定时期、一定经济水平下，一个国家对卫生事业的资金投入力度，以及国家对卫生工作的重视程度和全社会对居民健康的重视程度。

6.卫生总费用年增长速度

卫生总费用年增长速度是反映一个国家或地区卫生财力资源变动趋势的重要指标，是监督与评价卫生总费用增长的重要指标。

7.社会卫生支出占卫生总费用百分比

社会卫生支出占卫生总费用百分比是衡量社会各界对卫生服务贡献程度的重要指标，反映多渠道筹集卫生财力资源的作用程度。

8.居民个人卫生支出占卫生总费用百分比

居民个人卫生支出占卫生总费用百分比是衡量城乡居民个人对卫生服务费用负担程度的评价指标，各地区不同人群对卫生保健费用的自付率反映了不同地区人群享受卫生服务的公平程度。

9.公共卫生服务经费占卫生总费用百分比

公共卫生服务经费占卫生总费用百分比是政府预算卫生支出的重要组成部分，是各级政府为防病治病、保障人民身体健康，由国家财政预算为社会全体成员提供的卫生保健服务资金，是反映国家财政对卫生事业发展重视程度和卫生服务公平性的重要指标。

（二）卫生财力资源的控制

1.开展区域卫生规划

区域卫生规划是政府对卫生事业发展实行宏观调控的重要手段，它以满足区域内全体居民的基本卫生服务需求为目的，对机构、床位、人员、设备和经费等卫生资源实行统筹规划，合理配置，可以提高卫生资源分配与利用效率。

2.完善医疗保障体系

加快建立和完善以基本医疗保障为主体、以其他多种形式补充医疗保险和商业保险为补充、覆盖城乡居民的多层次医疗保障体系，注重商业健康保险与社会医疗保险的有效衔接，扩大医疗保险的覆盖面，发挥医保基金的作用，保证基本医疗服务，抑制医疗卫生资源的过度浪费，缓解群众"看病难""看病贵"的局面，确保城乡居民"人人享有基本医疗卫生服务"，具有重要意义。

3.探求多元化支付方式

卫生费用的增长，存在合理的部分，也存在不合理的部分。当前国际社会为控制卫生总费用的不合理上涨，普遍采取的是预付制、人头付费制或按病种付费等方式。针对我国卫生费用不合理增长，要改变传统的以"按服务项目付费"为主的付费方式，探求合理的多元化支付方式，以提高卫生服务效率，缓解卫生服务需求无限性和卫生资源有限性之间的矛盾，促进卫生资源合理配置和卫生服务有效利用，最终探索出适合我国国情的支付方式，完善医疗保障制度改革。

4.推进社区卫生服务

目前，我国对患者的就医流向缺乏有效的干预，多数患者并未经过转诊就直接到二、三级医疗机构就诊，从而使基层卫生机构的设备闲置，而二、三级医院由于其固定成本远高于基层医院，因而其费用也远高于基层医院，这就使原来可以节省的卫生资源存在浪费现象。社区卫生服务作为社区建设的重要组成部分，需要在广度和深度方面加强建设，建立切实可行的双向就诊制度，以更好地提供"六位一体"的综合服务。同时，加快对全科医生的规划培养，以充分发挥全科医生作为"守门人"的作用。

卫生总费用的控制是一项长期的历史任务，需要采取主动性的费用控制措施，并使之贯穿于卫生财力资源管理的各个阶段，而不能等费用增长到较高的程度时才开始管理控制行动。

第四节 卫生信息资源管理

一、卫生信息资源的概念

卫生信息资源是指人类在医疗卫生社会活动中所积累的、以与健康相关的信息为核心的各类信息或要素的集合，主要包括：卫生信息或数据；卫生信息生产者，如管理者、统计学家、流行病学家、医务人员、数据收集与处理人员等；设备、设施，如仪器、计算机软硬件、网络通信设备等；资金；等等。

二、卫生信息资源管理的类型和内容

卫生信息资源管理是指对卫生、医疗、保健工作中信息活动的各种因素（包括信息、技术、人员、机构等）进行合理的计划、组织和控制，以及为实现卫生信息资源的充分开发和有效利用所进行的综合管理。显然，卫生信息资源管理属于卫生行业的信息资源管理范畴，除同政府部门和企业的信息资源管理有许多的共性外，应结合自身的特点来进行信息资源的管理活动。世界卫生组织曾明确地把提高管理水平与改善卫生信息系统联系在一起，并明确指出："在妨碍管理有效性的因素中，主要是信息保障问题。"目前，一些发达国家已将卫生信息资源作为国家重要的信息资源加以开发、利用和管理。

从管理类型上看，卫生信息资源管理可以划分不同的类型，如从技术手段来看，卫生信息资源管理可分为手工方式和计算机自动化管理方式；按管理对象划分，卫生信息资源管理可分为信息资源管理与信息活动管理；按组织机构划分，卫生信息资源管理可分为卫生行政部门的信息管理、卫生事业组织信息管理与医学科技信息管理等。

从管理内容上看，卫生信息资源管理的内容是由管理目标决定的，其内容主要包括卫生信息管理的政策法规、卫生信息事业发展规划、卫生信息资源开发和共享机制、卫生信息标准规范、基础设施和网络建设与卫生信息安全等。

从基本环节上看，卫生信息资源管理主要包括卫生信息资源的采集、组织、传播、利用四个环节。

（一）卫生信息资源的采集

卫生信息资源的采集是根据特定的目的和要求，将分散在不同时空的有关信息采掘和积聚起来的过程。资源采集是整个卫生信息资源管理流程中一个非常重要的环节，信息采集质量的高低直接影响整个信息储备的质量。卫生信息的采集，需要坚持以下几个原则：

1.目的性原则：力求最大限度地满足各类用户的信息需求。

2.系统性原则：即对信息进行有重点、有计划、按比例的动态补充，以保持信息采集的完整性和系统性。

3.及时性原则：要及时地把握用户的信息需求，在第一时间将最新动态、最新水平和最新的信息资源提供给客户。

4.可靠性原则：就是要保证收集到的信息能真实可靠地反映客观存在，为客户提供真实可靠的信息。

5.经济性原则：要求信息采集工作要分析成本效益，以最小的投入获取最大的效益。

6.预见性原则：信息采集工作既要立足于现实需要，又要有一定的超前性，要考虑到未来的发展。

一般卫生信息资源通过以下途径进行采集：

1.内部途径：一般指卫生行政管理机构、疾病控制中心、医疗单位、医学教学与科研机构、医药厂家和医疗设备部门内部形成的各种信息通道。

2.外部途径：指某组织机构以外的各种信息来源渠道，如文献部门、外部信息网络、大众传播媒介、社团组织及学术会议、政府部门。同时，卫生信息资源主要运用两种方法进行采集：原始数据采集，即对基础性数据的记录；文献信息采集，即对纸型（图书、期刊、会议论文等）和电子型（光盘、多媒体、网络信息等）两种形式的文献的信息进行收集。

（二）卫生信息资源的组织

卫生信息资源的组织是将无序的卫生信息资源变为有序的过程，即根据检索的需要和信息资源的特点，利用一定的规则和方法，通过对卫生信息资源的外在特征和内容特征进行描述和揭示，实现大量信息的有序转化。通过信息组织这个过程不仅将各种内容凌乱分散、质量参差不齐的信息浓缩归纳、序化和优化，形成精良的信息资源集合体，实现信息的增值，而且也为信息的检索利用打下坚实的基础。

卫生信息资源组织主要通过两个步骤来实现：

1.信息描述：即按照一定的描述规则对信息的形式特征、主题内容进行全面描述，并给予记录的过程。

2.信息存储：即将信息描述的结果科学排列和组织放在一定的空间中，使其能被有效利用。[1]

（三）卫生信息资源的传播

卫生信息资源的传播是指通过一定的媒介使卫生信息从时空的一点向另一点移动的过程。卫生信息资源的传播对卫生工作的发展有重要影响，通过信息的传播不仅可以让更广泛的人群了解、利用信息，使信息内容价值增值，而且可以促进科技进步和整个社会的发展。

（四）卫生信息资源的分析利用

卫生信息资源的分析与利用是卫生信息管理的重要环节与步骤。卫生信息资源分析就是根据决策的需求，对卫生信息进行收集、加工和提供，以支持、辅助决策。卫生信息分析常用的方法有卫生信息相关分析方法、卫生信息预测法和卫生信息综合评价法。而卫生信息资源的利用在形式上是一个循环过程，在内涵上则是一个螺旋上升、不断升华的递进过程。在卫生信息资源的利用过程中，信息提供人员用多种技术和方法对各种途径的信息资源进行广泛的采集，并依据一定的规则和原理对采集到的信息资源进行分门别类的组织，形成一个有序的信息储备。储备的信息可以通过特定的渠道主动传递给特定的用户，也可以是用户根据自己的需求目标有意识地检索相关的信息储备，用户对所获得的信息资源进行分析、筛选并加以利用，从而产生新的信息资源，新的信息资源

① 蒋桔红,朱仲鑫.医疗健康大数据在我国基本公共卫生服务慢病管理中的应用[J].中医药管理杂志,2022,30(14):211-213.

又被信息提供人员所采集，由此形成一个信息流的循环回路。在整个卫生信息资源利用的过程中，可以发现信息的内涵在不断地增值，人们在解决一些问题时会对已存在的信息进行有效利用和加工，融入新观点、新思路，最终形成科学决策。

三、我国主要卫生信息管理系统

我国卫生信息系统主要包括医院信息系统、公共卫生信息系统、社区卫生综合信息系统、新型农村合作医疗信息系统、卫生综合管理信息平台、区域卫生信息平台和卫生决策支持系统等。

（一）医院信息系统

医院信息系统是对医院及其所属部门的人流、物流、资金流进行综合管理，对医疗活动各阶段产生的数据进行采集、存储、处理、提取、传输、汇总、加工生成各种信息，从而为医院运行提供全面、自动化服务的信息系统。医院信息系统以电子病历为核心，主要包括业务应用信息系统、医院信息平台和基于信息平台的应用。

（二）公共卫生信息系统

公共卫生信息系统具有跨机构、跨层级和跨业务的特点，纵向分为国家、省、地（市）、区（县）、乡镇等多级信息系统，横向可分为疾病预防控制、妇幼保健、卫生监测和卫生突发应急等区域卫生业务信息系统。

（三）社区卫生综合信息系统

社区卫生综合信息系统以满足社区居民的基本卫生服务需求为目的，是融健康教育、预防、保健、康复、计划生育技术服务和一般常见病、多发病的诊疗等服务为一体的信息系统，可分为管理平台和业务平台。

（四）新型农村合作医疗信息系统

新型农村合作医疗信息系统的主要服务对象是卫生行政管理部门、新型农村合作医疗经办机构、参合农民等。新型农村合作医疗信息系统分为管理系统和业务系统。其中，管理系统主要为国家与省级卫生行政管理部门中新型农村合作医疗综合管理提供信息支撑，整体构架以国家、省两级为主；业务系统主要为省级以下新型农村合作医疗经办机构的具体业务管理提供信息支撑。

（五）卫生综合管理信息平台

卫生综合管理信息平台建设目标是利用信息标准，部署通过信息分析工具、信息安全与共享技术支撑环境，整合卫生信息资源，实现卫生综合管理部门的互联互通和信息共享，促进业务协同，提高工作效率和决策水平。

（六）区域卫生信息平台

区域卫生信息平台是连接区域内医疗卫生机构基本业务信息系统的数据交换和共享平台，是不同系统间进行信息整合的基础和载体。其主要功能是共享电子健康档案、协同医疗卫生业务、辅助管理与决策等。

（七）卫生决策支持系统

卫生决策支持系统是利用决策科学及管理科学、运筹学等决策支持系统相关理论和计算机技术，面向医疗卫生领域的半结构化和非结构化决策问题，支持医疗卫生人员决策活动的具有智能作用的人机交互式信息系统。决策支持系统是在各种管理信息系统的基础上发展起来的，以辅助医疗卫生人员决策为目的。按照决策目标的不同，卫生决策支持系统可分为临床决策支持系统、应急指挥卫生决策支持系统、医院管理决策支持系统、卫生行政决策支持系统等。

第七章　医疗服务管理

第一节　医疗服务管理概述

一、医疗服务管理的概念

医疗服务管理是指政府卫生行政部门和社会按照国家医疗服务相关法律法规及有关规定，对各级各类医疗机构、医疗卫生专业技术人员、医疗服务的提供及其相关领域进行监督与管理的过程，以确保医疗服务质量和医疗安全。医疗服务管理的内容主要体现在四个方面：一是对各级各类医疗机构的管理；二是对各类医疗卫生专业技术人员的管理；三是对各项医疗服务的管理；四是对与医疗相关的各种卫生组织及其活动的管理。医疗服务管理的主体是政府卫生行政部门，其主要职能是制定和组织实施与医疗服务有关的政策、法律法规和技术规范，对医疗服务机构、人员以及医疗服务质量进行监督管理。由于医疗服务是"以病人为中心"，因此，社会各界通过行使其知情权、参与权和监督权，促进医疗服务质量和安全水平持续提高，发挥其医疗服务管理的主体作用。[①]

医疗服务管理的客体是为社会提供医疗、保健和康复等服务的各级各类医疗机构（包括采供血机构和相关卫生机构）、从业人员及其执业活动。医疗机构及其从业人员应遵守国家医疗服务相关法律法规、规章制度，接受相应的质量管理体系和质量管理规范的约束，对所提供的医疗服务质量进行管理。医疗服务管理的核心内涵是保证医疗质量和医疗安全，为居民提供质量优良、价格合理的医疗服务。医疗质量管理工作的成效直接关系到医疗服务的可及性和公平性，直接关系到卫生资源的利用效率和居民的健康

[①] 乔学斌.王长青.卫生管理学[M].北京：中国中医药出版社有限公司,2023.

水平。医疗服务管理还直接影响到医疗服务体系的结构、布局和运转，关系到妥善应对和处置各种突发公共事件。在中国现行各级卫生行政部门中均设有医疗服务管理职能部门，具体负责履行对医疗机构、医务人员和医疗服务的监督和管理职能。

（一）医政管理机构

医政管理机构主要负责定标准、定职能、定责任。具体负责：1.拟订医疗机构、血站和医务人员管理的有关法律法规、规章、政策并组织实施。2.拟订医疗技术应用管理的法规、规章、政策并实施医疗技术应用准入管理。3.拟订医疗质量和医疗服务管理的规章、标准、规范、政策并指导实施，建立医疗质量管理控制体制和体系。4.拟订血液安全管理的规章、政策并组织实施，推动无偿献血工作。5.拟订护理管理的法规、规章、标准、政策并指导实施。6.拟订临床重点专科建设的规划、标准、政策并指导实施。7.拟订医疗机构药事管理、药品和医疗器械临床应用管理的规章、规范、政策并指导实施。8.参与拟订药物、医疗器械临床试验管理的法规、规章、政策并指导实施。9.拟订医院感染控制、医疗急救体系建设、临床实验室管理的法规、规章、规范、政策并指导实施。10.组织拟订医疗康复的规章、规范、政策并指导实施。

（二）医疗服务监管机构

医疗服务监管机构具体负责：1.组织制定医疗机构医疗服务监管办法和实施方案并组织实施，建立、完善医疗服务监管体系。2.建立医疗机构医疗质量评价体系，制定医疗质量评价的相关规章制度、综合绩效评价办法和指标体系并组织实施。3.建立医疗质量安全监管制度，制定医疗技术风险防范的管理规定、办法并组织实施。4.建立监管的长效机制，组织开展医疗质量、安全、服务、财务管理等方面的评价检查和监管工作。5.拟订城市医疗支援农村医疗工作的政策并组织实施。6.承办"医疗、科技、卫生"三下乡的协调组织工作。7.研究建立以病人为中心的公立医院监督制度。8.参与医药卫生体制改革，推进公立医院管理体制改革工作。

二、医疗服务管理的原则

医疗服务管理的基本原则包括以下七个方面：

（一）正确处理社会效益和经济效益关系的原则

坚持为人民服务的宗旨，把社会效益放在首位，防止片面追求经济效益而忽视社会效益的倾向。以提高居民健康水平为中心，优先发展和保证基本医疗服务，逐步满足居民多样化的健康需求。

（二）公平性原则

从当地的医疗供需实际出发，面向全体人群，充分发挥现有医疗资源的作用。以农村、基层为重点，适当调控城市医疗机构的发展规模，以保证全体居民，特别是广大农村居民公平地享有基本医疗服务。

（三）可及性原则

医疗机构服务半径适宜，交通便利，布局合理，群众利用医疗服务方便。

（四）分级原则

按医疗机构的功能、任务、规模，将其分为不同级别，建立和完善分级医疗、双向转诊的医疗服务体系，做到常见病、多发病在基层医疗机构诊疗，危急重症和疑难病在城市医院诊疗。

（五）公有制主导原则

坚持非营利性医疗机构为主体、营利性医疗机构为补充，公立医疗机构为主导、非公立医疗机构共同发展的办医原则，鼓励和引导社会资本发展医疗卫生事业，形成投资主体多元化、投资方式多样化的办医体制。

（六）中西医并重原则

遵照卫生工作方针，中西医并重，保证中医、中西医结合、民族医医疗机构的合理布局及资源配置。

（七）整体效益原则

医疗机构设置符合卫生发展总体规划和区域卫生规划的要求，建立各级各类医疗机构相互协调和有序竞争的医疗服务体系，局部要服从全局，科学合理配置医疗资源，充分发挥医疗服务体系的整体功能和效益。

第二节　卫生行业许可和准入管理

一、医疗机构准入管理

1994 年 2 月，国务院颁布《医疗机构管理条例》（以下简称《条例》），同年 8 月，卫生部根据《条例》制定了《医疗机构管理条例实施细则》（以下简称《细则》），9 月发布《医疗机构设置规划指导原则》及《医疗机构基本标准（试行）》，严格医疗机构准入管理。2016 年 2 月和 2022 年 3 月对《条例》做了部分修订。2006 年 11 月和 2017 年 2 月对《细则》做了部分修订。依据《条例》和《细则》的规定，医疗机构是指经登记取得《医疗机构执业许可证》的机构。

（一）医疗机构的分类

医疗机构包括十四类：1.综合医院、中医医院、中西医结合医院、民族医医院、专科医院、康复医院。2.妇幼保健院、妇幼保健计划生育服务中心。3.社区卫生服务中心、社区卫生服务站。4.中心卫生院、乡（镇）卫生院、街道卫生院。5.疗养院。6.综合门诊部、专科门诊部、中医门诊部、中西医结合门诊部、民族医门诊部。7.诊所、中医诊所、民族医诊所、卫生所、医务室、卫生保健所、卫生站。8.村卫生室（所）。9.急救中心、急救站。10.临床检验中心。11.专科疾病防治院、专科疾病防治所、专科疾病防治站。12.护理院、护理站。13.医学检验室、病理诊断中心、医学影像诊断中心、血液透析中心、安宁疗护中心。14.其他诊疗机构。

（二）医疗机构的登记

1.医疗机构执业登记

医疗机构执业，必须进行登记，领取《医疗机构执业许可证》（以下简称《许可证》）。

申请医疗机构执业登记，应当具备下列条件：（1）有设置医疗机构批准书。（2）符合医疗机构的基本标准。（3）有适合的名称、组织机构和场所。（4）有与其开展的业务相适应的经费、设施、设备和专业卫生技术人员。（5）有相应的规章制度。（6）能够独立承担民事责任。

申请医疗机构执业登记须填写《医疗机构申请执业登记注册书》，并向登记机关提交下列材料：（1）《设置医疗机构批准书》或者《设置医疗机构备案回执》。（2）医疗机构用房产权证明或者使用证明。（3）医疗机构建筑设计平面图。（4）验资证明、资产评估报告。（5）医疗机构规章制度。（6）医疗机构法定代表人或者主要负责人及各科室负责人名录和有关资格证书、执业证书复印件。（7）省、自治区、直辖市卫生行政部门规定提供的其他材料。

申请门诊部、诊所、卫生所、医务室、卫生保健所和卫生站登记的，还应当提交附设药房（柜）的药品种类清单、卫生技术人员名录及其有关资格证书、执业证书复印件及省、自治区、直辖市卫生行政部门规定提交的其他材料。

2.医疗机构校验

床位不满 100 张的医疗机构，其《许可证》每年校验 1 次；床位在 100 张以上的医疗机构，其《许可证》每 3 年校验 1 次。医疗机构应当于校验期满前 3 个月向登记机关申请办理校验手续。逾期不校验仍从事诊疗活动的，由县级以上人民政府卫生行政部门责令其限期补办校验手续；拒不校验的，吊销其《许可证》。具体校验手续参见卫生部 2009 年 6 月颁发的《医疗机构校验管理办法（试行）》。

3.医疗机构变更及注销登记

医疗机构改变名称、场所、主要负责人、诊疗科目、床位的，必须向原登记机关办理变更登记。医疗机构歇业，必须向原登记机关办理注销登记；医疗机构非因改建、扩建、迁建原因停业超过 1 年的，视为歇业；经登记机关核准后，收缴《许可证》。

（三）医疗机构审批管理

为进一步规范和加强医疗机构审批管理，2008 年 7 月发布《卫生部关于医疗机构审批管理的若干规定》，内容有：严格医疗机构设置审批管理；规范医疗机构登记管理；规范医疗机构审批程序；加强医疗机构档案和信息化管理；严肃查处违规审批医疗机构的行为。各级卫生行政部门根据管理规定严格医疗机构等医疗服务要素的准入审批，切实加强对医疗机构执业活动的日常监管。

二、医疗卫生专业技术人员准入管理

2019 年 12 月 28 日，第十三届全国人民代表大会常务委员会第十五次会议通过《中华人民共和国基本医疗卫生与健康促进法》，自 2020 年 6 月 1 日起施行。该法中所称医疗卫生人员，是指执业医师、执业助理医师、注册护士、药师（士）、检验技师（士）、影像技师（士）和乡村医生等卫生专业人员。这里主要介绍医师和护士的准入管理。

（一）医师准入管理

国家实行医师资格考试制度，考试方式分为实践技能考试和医学综合笔试。考试成绩合格的，授予执业医师资格或执业助理医师资格，颁发《医师资格证书》。国家实行医师执业注册制度，取得《医师资格证书》后，向所在地县级以上地方人民政府卫生健康主管部门申请注册。经注册取得《医师执业证书》后，方可按照注册的执业地点、执业类别、执业范围，从事相应的医疗卫生服务活动。根据《中华人民共和国医师法》和《医师定期考核管理办法》《医师执业注册管理办法》等规定，我国实行注册医师定期考核制度，考核周期为 3 年，以业务水平测试、工作成绩和职业道德评定 3 项标准来考核医师在考核周期内的执业情况，并将考核结果纳入医师执业注册管理。对于考核不合格的医师，县级以上人民政府卫生健康主管部门应当责令其暂停执业活动 3～6 个月，并接受相关专业培训。暂停执业活动期满，再次进行考核，对考核合格的，允许其继续执业。考核类别分为临床、中医、口腔和公共卫生。①

（二）护士准入管理

2008 年 1 月,国务院发布《护士条例》，自 2008 年 5 月 12 日起施行，2020 年 3 月 27 日予以修订。《护士条例》所称护士，是指经执业注册取得护士执业证书，依照本条例规定从事护理活动，履行保护生命、减轻痛苦、增进健康职责的卫生技术人员。2008 年 5 月，卫生部发布《护士执业注册管理办法》，2010 年 7 月,卫生部、中华人民共和国人力资源和社会保障部联合发布《护士执业资格考试办法》。国家护士执业资格考试

① 栗晓坤,冯富强,向军霞等.公立医院运营管理模式的研究进展[J].全科护理,2023,21(36):5114-5117.

原则上每年举行一次，包括专业实务和实践能力两个科目。考试一次性通过两个科目为考试成绩合格，考试成绩合格者才可申请护士执业注册。护士执业，应当经执业注册取得护士执业证书。护士执业注册申请，应当自通过护士执业资格考试之日起 3 年内提出；逾期提出申请的，除应当具备规定的条件外，还应当在符合国务院卫生主管部门规定条件的医疗卫生机构接受 3 个月临床护理培训并考核合格。护士执业注册有效期为 5 年，应在有效期届满前 30 日，向原注册部门申请延续注册。

第三节　医疗质量控制与管理

一、医疗质量管理概述

（一）医疗质量管理的概念

狭义的医疗质量，主要是指医疗服务的及时性、有效性和安全性，又称诊疗质量；广义的医疗质量，不仅涵盖诊疗质量的内容，还强调患者的满意度、医疗工作效率、医疗技术经济效果及医疗的连续性和系统性，又称医疗服务质量。

医疗质量管理包括的主要内容有：诊断是否正确、及时、全面；治疗是否及时、有效、彻底；诊疗时间的长短；有无因医、护、技和管理措施不当给患者带来不必要的痛苦、损害、感染和差错事故；医疗工作效率的高低；医疗技术使用的合理程度；医疗资源的利用效率及其经济效益；患者生存质量的测量；患者的满意度等。

（二）医疗质量管理的特点

1.敏感性

由于医疗质量管理是以事后检查为主要手段的管理方法，所以医务人员容易产生回避与抵触情绪；患者因为缺乏医疗服务知识、盲目担心医院诊治不周，引起不必要的纠纷，亦会对此产生敏感情绪。

2.复杂性

由于不同病种、病情及医疗技术本身的复杂性给质量分析判定及管理造成难度，提示质量管理需要高度的科学性和严谨性。

3.自主性

医疗服务的对象是人，不同于一般产品，标准化程度、控制程度有限，医疗人员的主观能动性，自主的质量意识和水平难以统一。

二、医疗质量管理方法

（一）全面质量管理

全面质量管理就是以质量为中心，以全员参与为基础，使患者满意和本组织所有成员及社会受益的管理。

1.全面质量管理的特点

（1）全面性

质量的含义不仅包括产品和服务质量，而且还包括技术功能、价格、时间性等方面的特征，具有全面性。是全过程的质量管理，全员参与的质量管理，管理方法具有多样化的特点。

（2）服务性

服务就是患者至上，"以患者为中心"，把患者的要求看作是质量的最高标准。

（3）预防性

认真贯彻预防为主的原则，重视产品（服务）设计，在设计上加以改进，消除隐患。对生产过程进行控制，尽量把不合格品（医疗差错、事故隐患）消灭在它的形成过程中。事后检验也很重要，可以起到把关的作用，同时把检验信息反馈到有关部门可以起到预防的作用。

（4）科学性

运用各种统计方法和工具进行分析，用事实和数据反映质量问题，在强调数据化原则时，也不忽视质量中的非定量因素，综合运用定性和定量手段，准确判断质量水平。[①]

2.全面质量管理的过程

全面质量管理采用一套科学的办事程序即 PDCA 循环法，该法分为四个阶段：

（1）计划阶段

计划阶段又叫 P 阶段（plan），这个阶段的主要内容是通过市场调查、用户访问、国家计划指示等，摸清用户对产品质量的要求，确定质量政策、质量目标和质量计划等。具体包括分析现状，找出存在的质量问题；分析产生质量问题的各种原因或影响因素；找出影响质量的主要因素；针对影响质量的主要因素，提出计划，制定措施。

（2）执行阶段

执行阶段又称 D 阶段（do），这个阶段是实施 P 阶段所规定的内容，如根据质量标准进行产品设计、试制、试验，其中包括计划执行前的人员培训。

（3）检查阶段

检查阶段又称 C 阶段（check），这个阶段主要是在计划执行过程中或执行之后，检查执行情况是否符合计划的预期结果。

（4）处理阶段

处理阶段又称 A 阶段（action），主要是根据检查结果，采取相应的措施，对成功的经验加以肯定，并予以标准化，或制定作业指导书，便于以后工作时遵循。对于没有解决的问题，应提给下一个 PDCA 循环去解决。在应用 PDCA 时，需要收集和整理大量的资料并进行系统分析。最常用的七种统计方法是排列图、因果图、直方图、分层法、相关图、控制图及统计分析表。

（二）ISO 9000 族标准

ISO 9000 族标准是国际标准化组织质量管理和质量保证技术委员会于 1987 年首次发布的关于质量管理和质量保证的系列标准，并定期修订再版。

ISO 9000 族标准质量管理原则如下：

1.顾客第一

组织依存于顾客，因此，组织应当理解顾客当前和未来的需求，满足顾客需求并争取超越顾客期望。

---

① 陈安民.现代医院核心管理[M].北京：人民卫生出版社,2015.

2.领导作用

领导者建立组织相互统一的宗旨、方向和内部环境，所创造的环境能使员工充分参与实现组织目标的活动。

3.员工参与

各级人员都是组织的根本，只有各级人员充分参与，才能使他们的才干为组织带来效益。

4.过程方法

将活动和相关的资源作为过程进行管理，可以更高效地得到期望的结果。

5.管理的系统性

将相互关联的过程作为系统加以识别、理解和管理，有助于组织提高实现目标的有效性和效率。

6.持续改进

改进是指为改善产品质量及提高过程的有效性和效率所开展的活动，当改进是渐进的且是一种循环的活动时，就是持续改进。持续改进是一个组织永恒的目标。

7.以事实为决策的依据

有效的决策建立在对数据和信息进行合乎逻辑与直观的分析基础上。

8.供方互利原则

组织与供方是相互依存的，互利的关系可增强双方创造价值的能力。

（三）循证医学

循证医学即遵循证据的医学，包括慎重、准确、合理地使用当今最有效的临床依据，对患者采取正确的医疗措施；也包括利用患者的随诊结果对医疗服务质量和医疗措施的投入效益进行评估。

1.循证医学的证据质量分级

循证医学的证据质量分级有以下两种划分方法：

（1）美国预防医学工作组的分级方法

Ⅰ级证据：来自至少一个设计良好的随机对照临床试验中获得的证据。

II-1 级证据：来自设计良好的非随机对照试验中获得的证据。

II-2 级证据：来自设计良好的队列研究或病例对照研究（最好是多中心研究）的证据。

II-3 级证据：来自多个带有或不带有干预的时间序列研究得出的证据。非对照试验中得出的差异极为明显的结果有时也可作为这一等级的证据。

III级证据：来自临床经验、描述性研究或专家委员会报告的权威意见。

（2）英国的国家医疗保健服务部的分级体系

A 级证据：具有一致性的、在不同群体中得到验证的随机对照临床研究、队列研究、有或无结论式研究、临床决策规则。

B 级证据：具有一致性的回顾性队列研究、前瞻性队列研究、生态性研究、结果研究、病例对照研究，或是 A 级证据外推得出的结论。

C 级证据：病例序列研究或 B 级证据外推得出的结论。

D 级证据：没有关键性评价的专家意见，或是基于基础医学研究得出的证据。

总的来说，指导临床决策的证据质量是由临床数据的质量及这些数据的临床"导向性"综合确定的。尽管上述证据分级系统之间有差异，但其目的相同：使临床研究信息的应用者明确哪些研究更有可能是最有效的。

2.循证医学的方法

（1）系统评价

系统评价是以某一具体卫生问题为基础，系统全面地收集全球所有已发表和未发表的研究结果，采用临床流行病学文献评价的原则和方法，筛选出符合质量标准的文献，进一步定性或定量合成，得出综合可靠的结论，并随着新的研究结果的出现及时更新。

（2）Meta 分析

Meta 分析是一种统计方法，用来比较和综合针对同一科学问题所取得的研究成果。Meta 分析实质上就是汇总相同研究目的的多个研究结果，并分析评价其合并效应量的一系列过程。

3.循证医学在卫生服务质量管理中的应用

循证医学在卫生服务质量管理中的应用包括对影响卫生服务质量要素的管理和质量评价标准的循证制定，目前主要集中在质量要素的管理中，如循证诊断、循证治疗、循证护理、药品和技术设备的循证管理、循证预防、循证预后估计等。

（四）JCI 标准

JCI 是国际医疗卫生机构认证联合委员会用于对美国以外的医疗机构进行认证的附属机构。JCI 认证是一个严谨的体系，其理念是最大限度地实现可达到的标准，以患者为中心，建立相应的政策、制度和流程以鼓励持续不断地质量改进并符合当地的文化。JCI 标准涵盖 368 个标准（其中 200 个核心标准，168 个非核心标准），每个标准之下又包含几个衡量要素，共有 1033 小项。

JCI 标准具有以下六个特点：1.广泛的国际性。2.标准的基本理念是基于持续改善医疗服务质量。3.以患者为中心，围绕医疗机构为患者提供服务的功能进行组织，评审过程收集整个机构在遵守标准方面的信息，评审结论则是基于在整个机构中发现的对标准的总体遵守程度。4.评审过程的设计能够适应所在国的法律、文化或宗教等因素。5.现场评审工作对日常医疗工作干扰小。6.以患者为中心的评审过程，采用"追踪法"进行检查，具体体现在评审过程更加关注患者在医疗机构的经历。

三、医疗质量控制体系

在"质量控制"这一短语中，"质量"一词并不具有绝对意义上的"最好"的一般含义，质量是指"最适合于一定顾客的要求"；"控制"一词表示一种管理手段，包括四个步骤，即制定质量标准，评价标准的执行情况，偏离标准时采取纠正措施，安排改善标准的计划。

（一）三级质量控制

医疗质量控制分为三级质量控制：

1.基础质量控制（前馈控制）

基础质量控制指对满足医疗工作要求的各要素所进行的质量管理，包括人员、技术、设备、物资和信息等方面，以素质教育、管理制度、岗位职责的落实为重点。

2.环节质量控制（实时控制）

环节质量控制指对各环节的具体工作实践所进行的质量管理，是全员管理，以病例为单元，以诊疗规范、技术常规的执行为重点。

3.终末质量控制（反馈控制）

终末质量控制主要是参考各种评审、评价指南及标准，以数据为依据综合评价医疗终末效果的优劣，以质量控制指标的统计分析及质量缺陷整改为重点。

（二）医疗质量控制办法

1.质控网络

卫生行政部门逐步建立和完善适合我国国情的医疗质量管理与控制体系，国家卫生健康委负责制定医疗质量控制中心管理办法，并负责指导全国医疗质量管理与控制工作；各级卫生行政部门负责医疗质量控制中心的建设和管理，建立区域质控网络，并根据法律、法规、规章、诊疗技术规范、指南，制定本行政区域质控程序和标准；医院设置专门质控机构，建立和完善院科两级医疗质量控制体系。

2.质量考评

卫生行政部门及医疗机构自身定期和不定期进行质量考评。考评结果与机构、科室、个人利益挂钩。

3.单病种质量控制

单病种质量管理与控制是以病种为管理单元，通过构建基于病种诊疗全过程的质量控制指标和评价体系进行医疗质量管理，以规范临床诊疗行为、持续改进医疗质量和医疗安全的管理方法。自 2009 年全国开展单病种质量管理与控制工作以来，建立了单病种质量监测平台，持续监测单病种质控指标并发布质控结果，对提升医疗质量精细化、科学化管理水平，保障医疗质量和医疗安全发挥了重要作用。

4.行政督查

各级卫生行政部门列入常规性工作计划，并按照医疗机构分级管理权限组织实施。经常性检查和突击检查相结合，指导医疗机构进行医疗质量管理，保证医疗质量和安全。

5.行政处罚

对医疗机构质量方面存在的问题，依据有关法规进行行政处罚，树立正确的医疗质量观，依法保护医患双方的合法权益。

6.质量评价

充分应用同行评价、质量认证、医院评审、绩效评估等手段，对医疗机构的服务质量进行评价，以促进医疗质量的提高。

7.社会公示

将医疗机构的质量指标评价结果与费用公示于众，接受群众监督，正确引导医疗消费，以达到提高医疗质量的目的。

第四节　医疗安全管理

一、医疗安全

医疗安全是指在医疗服务过程中，通过管理手段，规范各项规章制度，提高医务人员的责任感，保证患者的人身安全不因医疗失误或过失而受到伤害，即不发生医务人员因医疗失误或过失导致患者死亡、残疾及身体组织、生理和心理健康等方面受损的不安全事件，同时避免因发生事故和医源性医疗纠纷而使医疗机构及当事人承受风险，包括经济风险、法律责任风险及人身伤害风险等。

二、医疗纠纷

医疗纠纷是指医患双方对诊疗结果及其原因产生分歧的纠纷，纠纷的主体是医患双方，分歧的焦点是对医疗后果（主要是不良后果）产生的原因、性质和危害性的认识差距。

（一）医疗纠纷的原因

医疗纠纷的原因有医方、患方两方面。

1.医方原因

（1）医疗事故引起的纠纷

医院为了回避矛盾，对医疗事故不做实事求是的处理而引起。

（2）医疗差错引起的纠纷

常因患者和医生对是否是医疗事故的意见不同而引起。

（3）服务态度引起的纠纷

多因患方认为医务人员的服务态度不好而引起，特别当患者出现严重不良后果时，患方易与服务态度联系起来而发生纠纷。

（4）不良行为引起的纠纷

医务人员索要红包、开人情方等不良行为而引起。

2.患方原因

（1）缺乏基本的医学知识。

（2）对医院规章制度不理解。

（3）极少数患方企图通过医闹来达到牟利目的。

（二）医疗纠纷的解决途径

1.医患双方自愿协商解决。

2.申请人民调解，交由第三方人民调解中心介入调解。

3.申请行政调解，由卫生行政部门出面召集医患双方进行调解。

4.申请诉讼调解，向人民法院起诉。

5.法律法规规定的其他途径。

三、医疗事故

（一）医疗事故的概念

根据 2002 年 4 月中华人民共和国国务院令第 351 号《医疗事故处理条例》，医疗事故是指医疗机构及其医务人员在医疗活动中，违反医疗卫生管理法律、行政法规、部门规章和诊疗护理规范、常规，过失造成患者人身损害的事故。认定医疗事故必须具备下列五个条件：

1.医疗事故的行为人必须是经过考核和卫生行政机关批准或承认，取得相应资格的各级各类卫生技术人员。

2.医疗事故的行为人必须有诊疗过程中的过失。

3.发生在诊疗过程中（包括为此服务的后勤和管理）。

4.造成患者人身损害。

5.危害行为和危害结果之间，必须有直接的因果关系。

（二）医疗事故的等级

根据对患者人身造成的损害程度，医疗事故分为四级。一级医疗事故：造成患者死亡、重度残疾的。二级医疗事故：造成患者中度残疾、器官组织损伤导致严重功能障碍的。三级医疗事故：造成患者轻度残疾、器官组织损伤导致一般功能障碍的。四级医疗事故：造成患者明显人身损害的其他后果的。

（三）医疗事故的处置

医疗机构应当设置医疗服务质量监控部门或者配备专（兼）职人员，具体负责监督本医疗机构的医务人员的医疗服务工作。医疗机构应当制定防范、处理医疗事故的预案，预防医疗事故的发生，减轻医疗事故的损害。医务人员在医疗活动中发生或者发现医疗事故、可能引起医疗事故的医疗过失行为或者发生医疗事故争议的，立即向所在科室负责人报告，科室负责人向本医疗机构负责医疗服务质量监控的部门或者专（兼）职人员报告；负责医疗服务质量监控的部门或者专（兼）职人员接到报告后，立即进行调查、核实，将有关情况如实向本医疗机构的负责人报告，并向患者通报、解释。发生医疗事故的医疗机构应当按照规定向所在地卫生行政部门报告。

发生或者发现医疗过失行为，医疗机构及其医务人员应当立即采取有效措施，避免或者减轻对患者身体健康的损害，防止损害扩大。发生医疗事故争议时，病历资料应当在医患双方在场的情况下封存和启封；疑似输液、输血、注射、药物等引起不良后果的，医患双方应当共同对现场实物进行封存和启封，需要对血液进行封存保留的，医疗机构应当通知提供该血液的采供血机构派员到场，封存的病历及现场实物由医疗机构保管。需要检验的，应当由双方共同指定的、依法具有检验资格的检验机构进行检验；双方无法共同指定时，由卫生行政部门指定。患者死亡，医患双方当事人不能确定死因或者对死因有异议的，应当进行尸检，尸检应当经死者近亲属同意并签字，尸检应当由按照国家有关规定取得相应资格的机构和病理解剖专业技术人员进行。

（四）医疗事故的技术鉴定

医疗事故技术鉴定由双方当事人共同委托负责医疗事故技术鉴定工作的医学会组织鉴定。地（市）级医学会负责组织首次医疗事故技术鉴定工作；省（自治区、直辖市）地方医学会负责组织再次鉴定工作；必要时，中华医学会可以组织疑难、复杂并在全国有重大影响的医疗事故争议的技术鉴定工作。医学会建立专家库，专家库由具备良好业务素质和执业品德，受聘于医疗卫生机构或者医学教学、科研机构并担任相应专业高级技术职务 3 年以上的医疗卫生专业技术人员或具备高级技术任职资格的法医组成。参加医疗事故技术鉴定的相关专业的专家，由医患双方在医学会主持下从专家库中随机抽取，涉及死因、伤残等级鉴定的，应当从专家库中随机抽取法医参加专家鉴定组。双方当事人提交进行医疗事故技术鉴定所需的材料、书面陈述及答辩，专家鉴定组认真审查，综合分析患者的病情和个体差异，做出鉴定结论，并制作医疗事故技术鉴定书。[①]

（五）医疗事故的行政处理与赔偿

卫生行政部门依据医疗事故技术鉴定结论，对发生医疗事故的医疗机构和医务人员做出行政处理及进行医疗事故赔偿调解。医疗事故赔偿计算包括医疗费、误工费、住院伙食补助费、陪护费、残疾生活补助费、残疾用具费等项目，并考虑医疗事故等级、医疗过失行为在医疗事故损害后果中的责任程度因素、医疗事故损害后果与患者原有疾病状况之间的关系等因素确定具体赔偿数额。经调解，双方当事人就赔偿数额达成协议的，制作调解书，双方当事人履行。医疗机构发生医疗事故的，由卫生行政部门根据医疗事故等级和情节，给予警告；情节严重的，责令限期停业整顿直至由原发证部门吊销执业许可证。对负有责任的医务人员依照刑法关于医疗事故罪的规定，依法追究刑事责任；尚不够刑事处罚的，依法给予行政处分或者纪律处分，并可以责令暂停 6 个月以上 1 年以下执业活动，情节严重的，吊销其执业证书。

[①] 罗中华,徐金菊.现代医院管理学[M].北京：中国中医药出版社有限公司,2023.

第八章　公共卫生服务管理

第一节　公共卫生服务管理概述

一、公共卫生服务的相关概念

（一）公共服务

公共服务是公共行政和政府改革的核心理念，包括加强城乡公共设施建设，发展科技、教育、文化、体育、卫生等公共事业，为社会公众参与社会政治、经济、文化活动等提供保障。公共服务强调以合作为基础，强调政府的服务性，强调公民的权利。

（二）公共卫生服务

公共卫生服务是指为保障社会公众健康，由公共卫生部门或其他组织提供，用以满足社会公共卫生需求的产品或服务。

（三）基本公共服务

基本公共服务是建立在一定社会共识基础上，根据社会经济发展阶段和总体水平，维持社会经济的稳定及其基本的社会正义和凝聚力，保护个人最基本的生存权和发展权，实现人的全面发展所需要的基本社会条件。基本公共服务主要包括三个基本点：1.保障人类的基本生存权（或生存的基本需要），需要政府及社会为每个人都提供基本就业保障、基本养老保障、基本生活保障等。2.满足基本尊严（或体面），需要政府及社会为每个人提供基本的教育和文化服务。3.满足基本健康的需要，需要政府及社会为每个人提供基本的健康保障。

二、公共卫生服务的特点

公共卫生服务既具有公共服务的特点，也具有卫生服务的特点。公共卫生服务的本质特征是公共性。

（一）公众性和公用性

公共卫生服务的受益对象是全体社会公众。公共卫生服务的内容涉及所有社会成员的共同需要。

（二）公益性和公平性

公共卫生服务的目标是实现公众的共同利益，社会成员在公共生活中共同受其广泛影响。公共卫生涉及的是公民的基本权益，而不是纯粹的商品。[①]

三、公共卫生管理

（一）公共卫生管理概念

公共卫生管理是以政府为主导的公共卫生服务提供者为实现公共利益，优化配置公共卫生资源，及时有效地向社会提供公共卫生服务，并对公共卫生体系、系统活动和社会措施进行管理。公共卫生管理以改善自然环境、社会环境和促进人类健康为目的，是为预防控制疾病、提高人民健康水平而建立的一套社会体制。公共卫生管理主要包括疾病控制管理和卫生监督管理。公共卫生管理旨在从政府层面强调卫生行政组织的管理职责，通过各级疾病预防控制机构和卫生监督机构来具体负责和实施各项工作。公共卫生管理的研究对象侧重于公共卫生政策、公共卫生组织、公共卫生计划与评价、公共卫生资源和公共卫生服务体系等。

[①] 马月霞,代宝珍.从健康管理走向健康治理：基本医疗保险与公共卫生服务体系协同发展路径研究[J].中国农村卫生事业管理,2023,43(02):78-84.

（二）公共卫生服务管理概念

公共卫生服务管理是政府根据公共卫生管理的职能与特点，以保障社会公众健康为目的，对公共卫生的组织体系、体系活动和社会措施进行管理。公共卫生服务管理侧重于研究合理配置公共卫生服务资源，提高居民的健康水平和生活质量。公共卫生管理侧重于公共卫生政策、公共卫生组织以及公共卫生计划与评价等。

（三）公共卫生服务内容管理

公共卫生服务的内容即服务提供过程，是指公共卫生服务提供者依据国家法律法规和相关政策，运用管理科学的理论和方法，根据国民经济和社会发展状况，控制疾病形势的需要和公民对公共卫生服务的需求，通过提供优质的公共卫生服务，把公共卫生资源和现代科学技术进行合理分配并及时提供给全体居民，最大限度地保障和增进居民健康的过程。公共卫生服务内容管理主要包括疾病预防与控制管理、卫生监督管理、公共卫生事件应急管理和健康管理等，在我国分别由疾病预防控制机构、卫生监督机构、城乡基层卫生服务机构等具体负责和实施。

第二节　公共卫生管理服务组织

广义的公共卫生机构是指一切能够促进健康、预防疾病、保护健康的机构。包括各级政府，各级卫生行政机构、医疗机构、疾病控制机构、计划生育机构、卫生监督机构、药品食品安全机构、烟草控制机构、环境保护机构、妇幼保健机构、慢性病防治机构、社区卫生服务机构及公共卫生研究机构。狭义的公共卫生机构定义认为，机构中各机构的人力、设备、预算都是为实现其卫生职能和卫生目标进行规划和配置的。具体地说，包括疾病预防控制、健康教育、妇幼保健、精神卫生、传染病防治、中医、职业健康、应急救治、采供血、卫生监督等内容。

一、中央公共卫生服务组织

目前国务院卫生行政组织直属公共卫生服务业务机构主要有中国疾病预防控制中心、卫生健康监督中心、中国健康教育中心等。

（一）中国疾病预防控制中心

中国疾病预防控制中心是实施国家级疾病预防控制与公共卫生技术管理和服务的公益事业单位。主要职能为：开展疾病预防控制、突发公共卫生事件应急、环境与职业健康、营养健康、老龄健康、妇幼健康、放射卫生和学校卫生等工作；组织制定国家公共卫生技术方案和指南，承担公共卫生相关卫生标准综合管理工作；开展传染病、慢性病、职业病、地方病、突发公共卫生事件和疑似预防接种异常反应监测及国民健康状况监测与评价；参与国家公共卫生应急准备和应对，组织制定食品安全事故流行病学调查和卫生处理相关技术规范；开展公众健康关键科学研究和技术开发；开展公共卫生专业领域的研究生教育、继续教育和相关专业技术培训等工作。①

（二）卫生健康监督中心

国家卫生健康委卫生健康监督中心是参照公务员法管理的事业单位。主要职责为：参与卫生健康综合监督体系建设相关工作；协助开展医疗、公共卫生等监督工作；协助查处医疗服务市场违法行为；参与指导地方卫生健康执法监督工作，规范执法行为；拟定卫生健康综合监督执法工作制度、技术性规范；承担国家卫生健康执法监督信息化建设和管理工作；组织实施全国卫生健康执法监督人员培训工作；承担国家卫生健康监督抽检工作；承担卫健委社会信用体系建设相关工作和卫健委政务大厅日常工作等。

（三）中国健康教育中心

中国健康教育中心是中华人民共和国国家卫生健康委员会（以下简称"国家卫生健康委"）直属事业单位。主要职责为：负责健康教育与健康促进、卫生健康宣传领域的技术指导，开展相关理论与实践的研究，承担全国健康教育与健康促进、卫生健康宣传以及人口宣传教育活动的组织实施及信息管理、媒体联系、业务培训等有关技术和服务

① 田惠光，张建宁.健康管理与慢病防控[M].北京：人民卫生出版社，2017.

性工作。中国健康教育中心内设办公室（应急办）、党委办公室、人事处、财务处、健康促进部、新闻处、宣传处、科普部、健康传播部、广播电视栏目部等 20 个内设机构。

二、地方公共卫生服务组织

地方公共卫生服务组织包括省、市、县疾病预防控制中心、卫生监督所等。

第三节　公共卫生服务管理内容

一、疾病预防控制管理

（一）疾病预防控制管理的概念

疾病预防控制管理指在政府主导下，疾病预防控制管理机构运用计划、组织、指挥、协调、控制等职能，科学合理地配置和使用相关卫生资源，对影响人民群众健康的重大疾病及危及健康的危险因素采取一系列科学有效的措施，以达到预防控制其发生、发展和流行，维护和提高广大人民群众健康水平的目的。

（二）疾病预防控制管理的内容

1.传染病控制与管理

传染病是指由各种致病性微生物引起的具有传染性的疾病。《中华人民共和国传染病防治法》是中华人民共和国成立以来第一部有关传染病管理的卫生法律。传染病分为甲类、乙类和丙类，进行分类管理，2020 年 1 月 20 日国家卫生健康委发布公告，将新型冠状病毒感染的肺炎纳入《中华人民共和国传染病防治法》规定的乙类传染病，并采取甲类传染病的预防、控制措施。我国法定传染病病种增加至 40 种。

2.慢性病控制与管理

慢性非传染性疾病是指长期的、不能自愈的、几乎不能被治愈的疾病，流行形势严峻，其中有一些慢性病发病率、致残率和死亡率较高，医疗负担较重，慢性病成为我国居民的最主要死因。慢病管理是指对慢性非传染性疾病及其风险因素进行定期检测、连续监测、评估与综合干预管理的医学行为及过程，主要内涵包括慢病早期筛查、慢病风险预测、预警与综合干预，以及慢病人群的综合管理、慢病管理效果评估等。

3.职业病控制与管理

职业病是指企业、事业单位和个体经济组织的劳动者在职业活动中，因接触粉尘、放射性物质和其他有毒、有害物质等因素而引起的疾病。共 10 类 132 种。职业病防治工作面临的形势：一是新旧职业病危害日益交织叠加，职业病和工作相关疾病防控难度加大；二是职业健康管理和服务人群领域不断扩展，职业健康工作发展不平衡、不充分的矛盾突出；三是职业健康监管、技术支撑和服务保障能力还不完全适应高质量发展的新要求；四是部分地方政府监管责任和用人单位主体责任落实不到位，中小微型企业职业健康管理基础薄弱。职业病控制管理应加强前期预防，强化劳动过程中防护与管理，完善职业病诊断，提高职业病病人保障，强化监督检查。《国家职业病防治规划（2021—2025 年）》确定了四个方面的基本原则，即：坚持预防为主，防治结合；坚持突出重点，精准防控；坚持改革创新，综合施策；坚持依法防治，落实责任。[①]

4.地方病控制与管理

地方病是指相对局限于某些特定地区、在特定的自然条件和社会因素作用下，因长期暴露于有致病因素的环境中经常发生或造成地方性流行的疾病。我国的地方病已知有 70 余种。要使地方病得到有效控制和消除，须充分认识地方病防治工作的长期性和艰巨性，采取合理的控制管理措施；进一步全面巩固地方病防治专项三年攻坚行动（2018—2020 年）防治成果，及时发现防控工作风险点和薄弱环节，持续落实综合防治和干预措施，探索建立地方病防治长效机制。

---

① 李敏,纪刘岩,王筱婷.PDCA 循环视角下公立医院公共卫生应急管理能力提升策略研究[J].现代医院,2023,23(12):1898-1901.

二、卫生监督管理

（一）卫生监督管理概述

1.卫生监督的概念

卫生监督是政府卫生行政部门依据公共卫生法规的授权，对公民、法人和其他组织贯彻执行卫生法规的情况进行督促检查，对违反卫生法规、危害人体健康的行为追究法律责任的一种卫生行政执法行为。卫生监督是公共卫生体系的重要组成部分，是加强卫生管理的重要手段，各级卫生监督机构是主要的卫生监督管理执行机构。

2.卫生监督的特点

（1）行政性与专业技术性

行政性是卫生监督的根本属性。专业性则要求卫生监督人员必须是专业的，具体表现为这些人员能够综合运用自然科学技术和相应的社会科学知识、综合运用预防医学知识技术和卫生行政手段措施。

（2）健康权与合法权益保护性

保障国家、团体和公民个人在特定的社会经济活动中，有关卫生方面的合法权益不受侵害，防止各种有毒、有害的因素对人体健康的影响和危害。卫生监督是保障卫生立法目标得以实现的执行过程，在公民或有关组织的健康权以及有关健康的合法权益遭到侵犯时，卫生行政机构便以强制手段予以保护。

（3）法定性和授权性

卫生监督是卫生监督机关为了保障人民身体健康，正确行使卫生监督权力的过程，卫生行政执法主体的资格产生，必须经过最高权力机关的批准，卫生监督行为必须严格按照国家法律法规进行，《中华人民共和国基本医疗卫生与健康促进法》第九十四条规定："县级以上地方人民政府卫生健康主管部门及其委托的卫生健康监督机构，依法开展本行政区域医疗卫生等行政执法工作。"

（4）监督范围的广泛性和准确性

健康影响因素广泛存在，客观上决定了卫生监督的范围得以扩大，决定了卫生监督行为的广泛性。同时，卫生监督行政部门必须依照卫生专业和法律专业知识对卫生监督的职权进行明确，以确保其行政执法的力度和有效性。

（5）强制性与教育性

卫生监督执法具有强制性，通过强制的法律手段对违反相关法律的单位或个人进行处罚，这种处罚具有教育和惩罚的双重目的。

3.卫生监督机构的职责

按照《关于卫生监督体系建设的若干规定》，卫生监督的主要职责是：依法监督管理食品、化妆品、消毒产品、生活饮用水及涉及饮用水卫生安全产品；依法监督管理公共场所、职业、放射、学校卫生等工作；依法监督传染病防治工作；依法监督医疗机构和采供血机构及其执业人员的执业活动，整顿和规范医疗服务市场，打击非法行医和非法采供血行为；承担法律法规规定的其他职责。

（二）卫生监督的依据、手段及程序

卫生法律法规、规章和技术法规既是卫生监督主体赖以存在，并拥有卫生监督公共职权的根源，也是卫生监督主体实施各项卫生监督职能和做出各种卫生监督行为的依据。卫生监督手段是指卫生行政部门贯彻卫生法律规范，实施卫生监督过程中所采取的措施和方法。具体可分为专业技术手段、法律手段和行政管理手段。卫生监督程序是指卫生监督主体发生卫生监督行为的形式、方法、步骤、顺序和期限。卫生监督程序包括卫生监督工作程序、卫生行政处罚程序、卫生许可证发放程序三种。

三、妇幼保健管理

（一）妇幼保健管理概述

妇幼保健管理是政府卫生机构根据国家的方针、政策、法律和法规，针对人民群众对妇幼保健的需求，适应妇幼保健科学与技术的进展，运用现代管理理论和方法，合理筹集、分配和使用妇幼卫生资源，提高妇幼保健水平和人口素质的一系列管理活动。

（二）妇幼保健基本内容

1.妇女保健

（1）孕产期保健服务

孕产期保健服务主要包括母婴保健指导，孕妇、产妇保健，胎儿保健以及新生儿保健。母婴保健指导：对孕育健康后代及严重遗传性疾病和碘缺乏病等地方病的发病原因、治疗和预防方法提供医学意见。孕妇、产妇保健：为孕妇、产妇提供卫生、营养、心理等方面的咨询和指导及产前定期检查等医疗保健服务。胎儿保健：对胎儿生长发育进行监护，提供咨询和医学指导。新生儿保健：为新生儿生长发育、哺乳和护理提供医疗保健服务。

（2）产前诊断

根据《中华人民共和国母婴保健法》的有关规定，经产前检查，医师发现或者怀疑胎儿异常的，应当对孕妇进行产前诊断。经产前诊断，有下列情形之一的，医师应当向夫妻双方说明情况，并提出终止妊娠的医学意见：胎儿患严重遗传性疾病的；胎儿有严重缺陷的；因患严重疾病，继续妊娠可能危及孕妇生命安全或者严重危害孕妇健康的。若确实需要施行终止妊娠或者结扎手术，应当经本人同意，并签署意见。本人无行为能力的，应当经其监护人同意，并签署意见。依照《中华人民共和国母婴保健法》规定施行终止妊娠或者结扎手术的，接受免费服务。生育过严重缺陷患儿的妇女再次妊娠前，夫妻双方应当到县级以上医疗保健机构接受医学检查。

（3）产时保健

产时保健即分娩期保健。妊娠28周以后，胎儿及其附属物从临产发动至从母体全部娩出的过程，称为分娩。分娩是一个特殊的生理过程，时间虽短，但很重要且复杂。分娩的顺利与否和产时服务质量直接关系到母婴安危，提高产时服务质量，保证母婴安全是妇女保健工作的重要内容，亦是降低孕产妇死亡率的关键。产时保健要点可概括为"五防、一加强"，即防滞产、防感染、防产伤、防产后出血、防新生儿窒息，加强对高危妊娠的产时监护和产程处理。

2.儿童保健

儿童是构成一个国家未来人口的主要人群，他们的健康状况决定了一个国家未来人口的素质。因而，儿童保健是妇幼卫生工作的一个重要组成部分。儿童时期分为围生期、新生儿期、婴儿期、幼儿期、学龄前期。根据不同年龄儿童生理和心理发育特点，有关医疗保健机构为其提供基本保健服务，包括出生缺陷筛查与管理（包含新生儿疾病筛查）、生长发育监测、喂养与营养指导、早期综合发展、心理行为发育评估与指导、免疫规划、常见疾病防治、健康安全保护、健康教育与健康促进等。

3.婚前保健

指登记结婚前，男女双方到医疗、妇幼卫生机构接受婚前医学检查、婚前卫生指导和卫生咨询服务，了解双方及家族的遗传病史和急慢性传染性疾病病史，对一些明显影响下一代健康的遗传性疾病及传染性疾病提出医学意见。

4.生殖健康

主要包括生育调节、母亲与婴幼儿健康、生殖道疾病防治及性传播疾病防治四方面。

5.健康教育和健康促进

通过各种形式的活动，传播各项妇幼保健知识，提高社会对妇幼卫生保健的认识，引导人们自觉改变不良的行为习惯和生活方式，并掌握自我保健的基本技能。

（三）妇幼保健管理内容

1.妇幼保健管理的相关法制与政策

1994 年 10 月，中华人民共和国全国人民代表大会常务委员会（以下简称"全国人大常委会"）审议通过《中华人民共和国母婴保健法》，标志着妇幼卫生工作进入法治化管理阶段，《中华人民共和国母婴保健法》以宪法为依据，是保护妇女儿童健康的基本法，与《中华人民共和国妇女权益保障法》《中华人民共和国未成年人保护法》等法律法规共同为保护妇女儿童健康提供了法律保障。20 世纪 90 年代以来，中国政府制定实施《中国妇女发展纲要（1995—2000 年）》《中国妇女发展纲要（2001—2010 年）》《中国妇女发展纲要（2011—2020 年）》《中国妇女发展纲要（2021—2030 年）》和《九十年代中国儿童发展规划纲要》《中国儿童发展纲要（2001—2010 年）》《中国儿童发展纲要（2011—2020 年）》《中国儿童发展纲要（2021—2030 年）》，把妇女儿童健康纳入国民经济和社会发展规划，作为优先发展的领域之一。

2.妇幼保健组织体系管理

中国妇幼保健组织体系以妇幼保健专业机构为核心，以城乡基层医疗卫生机构为基础，以大中型综合医疗机构和相关科研教学机构为技术支持，为妇女儿童提供全方位的医疗保健服务。截至 2022 年末，我国共有妇幼保健机构 3031 家，儿童医院 158 家，妇幼保健机构人员增加到 62.7 万人，儿科医师数达到 22.6 万人，儿科床位数达到 56.8 万张。

3.妇幼健康管理

妇幼健康管理主要包括妇女和儿童常见病、多发病的监测、评价与管理；妇女婚前和孕前保健管理；婚育群体优生优育与生殖健康科学知识的普及与管理；产前疾病筛查、诊断与处理管理；高危孕产妇筛查与管理；住院分娩、新生儿保健和产后健康管理；新生儿保健管理；婴幼儿及学龄前儿童保健管理；7 岁以下儿童保健管理等。此外，还有针对妇幼健康的项目管理。

4.妇幼保健信息管理及其他

在妇幼保健管理过程中，信息系统的建立与管理至关重要，包括基本公共卫生服务和妇幼保健项目的管理、妇幼工作制度的建立与管理、妇幼保健工作质量评价与管理、妇幼保健健康促进与健康教育管理等。

新时期妇幼健康面临新的挑战。出生缺陷不仅严重影响儿童的生命健康和生活质量，而且影响人口健康素质。随着生育政策调整完善，生育需求逐步释放，高危孕产妇比例有所增加，保障母婴安全压力增大。生育全程服务覆盖不广泛，宫颈癌和乳腺癌高发态势仍未扭转，儿童早期发展亟须加强，妇女儿童健康状况在城乡之间、区域之间还存在差异，妇幼健康服务供给能力有待提高。

在提供妇幼保健服务的医疗机构积极推广应用中医药适宜技术和方法，开展中成药合理使用和培训。扩大中医药在孕育调养、产后康复等方面的应用。充分发挥中医药在儿童医疗保健服务中的作用。加强妇女儿童疾病诊疗中西医临床协作，提高疑难病、急危重症诊疗水平。

第九章　基层卫生服务管理

第一节　基层卫生服务概述

一、基层卫生服务基本概念

（一）社区

社区是指在一定地域内形成的以家庭为基础的，能使人们产生互动的共同体，其构成可以概括为五个要素：人口、地域、特有的文化背景和生活方式及认同意识、生活服务设施、一定的生活制度和管理机构。在我国社区的界定是城市的街道或居委会、农村的乡镇或行政村，家庭是社区的基本单位。

（二）全科医生

全科医生又称家庭医生，是接受过全科医学专门训练的新型医生，是执行全科医疗的卫生服务提供者，为个人、家庭和社区提供优质、方便、经济、有效、一体化的医疗保健服务，进行生命、健康与疾病全方位负责式管理的医生。

（三）社区卫生服务

社区卫生服务是在政府领导、社会参与、上级卫生机构指导下，以基层卫生机构为主体、全科医生为骨干，合理使用卫生资源和适宜技术，以人的健康为中心，以家庭为单位、社区为范围、需求为导向，以妇女、儿童、老年人、慢性病患者、残疾人、低收入居民为重点，以解决社区主要卫生问题，满足基本医疗卫生服务需求为目的，融预防、医疗、保健、康复、健康教育和健康管理服务等为一体的，有效的、经济的、方便的、综合的、连续的基层卫生服务。

（四）基本医疗服务

基本医疗服务是指目前所能提供的、能够支付得起的、采取适宜技术的医疗服务。其有三层含义，一是要保证社会成员实现其基本的健康权利，拥有基本医疗服务是生存权的基本保障；二是医疗卫生事业有能力提供的，同时医疗保障基金有能力支付的医疗服务；三是政府有能力承诺提供的服务。

（五）基层医疗卫生服务体系

基层医疗卫生服务体系是提供公共卫生与基本医疗服务的重要载体，包含农村医疗卫生服务体系和城市医疗卫生服务体系。农村基层医疗卫生服务体系是指以乡镇卫生院为骨干、村卫生室为基础的医疗卫生服务体系，而城市医疗卫生服务体系是指以社区卫生服务为基础的新型城市医疗卫生服务体系。

二、我国基层卫生服务基本内容及功能

（一）社区卫生服务机构功能

社区卫生服务是城市卫生工作的重要组成部分，是实现"人人享有初级卫生保健"目标的基础环节。大力发展社区卫生服务，构建以社区卫生服务为基础、社区卫生服务机构与医院和预防保健机构分工合理、协作密切的新型城市卫生服务体系，对于坚持预防为主、防治结合的方针，优化城市卫生服务结构，方便群众就医，减轻费用负担，建立和谐医患关系具有重要意义。

社区卫生服务机构包括社区卫生服务中心和社区卫生服务站，具有社会公益性质，属于非营利性医疗机构。为规范我国社区卫生服务机构的建设，2006 年原卫生部和国家中医药管理局制定并发布了《城市社区卫生服务中心基本标准》和《城市社区卫生服务站基本标准》，对基本设施、人员配备、科室设置做了相关规定。社区卫生服务中心原则上按街道办事处范围设置，以政府举办为主。在人口较多、服务半径较大、社区卫生服务中心难以覆盖的社区，可适当设置社区卫生服务站或增设社区卫生服务中心。人口规模大于 10 万人的街道办事处，应增设社区卫生服务中心。人口规模小于 3 万人的街道办事处，其社区卫生服务机构的设置由区（市、县）政府卫生行政部门确定。新建社区，可由所在街道办事处范围的社区卫生服务中心就近增设社区卫生服务站。[①]

（二）社区卫生服务内容

根据《城市社区卫生服务机构管理办法（试行）》，社区卫生服务职能包括提供公共卫生服务和基本医疗服务。

1.公共卫生服务

（1）卫生信息管理

根据国家规定收集、报告辖区有关卫生信息，开展社区卫生诊断，建立和管理居民健康档案，向辖区街道办事处及有关单位和部门提出改进社区公共卫生状况的建议。

（2）健康教育

普及卫生保健常识，实施重点人群及重点场所健康教育，帮助居民逐步形成利于维护和增进健康的行为方式。

（3）传染病、地方病、寄生虫病预防控制

负责疫情报告和监测，协助开展结核病、性病、获得性免疫缺陷综合征、其他常见传染病及地方病、寄生虫病的预防控制，实施预防接种，配合开展爱国卫生工作。

（4）慢性病预防控制

开展高危人群和重点慢性病筛查，实施高危人群和重点慢性病病例管理。

（5）精神卫生服务

实施精神病社区管理，为社区居民提供心理健康指导。

（6）妇女保健

提供婚前保健、孕前保健、孕产期保健、更年期保健，开展妇女常见病预防和筛查。

（7）儿童保健

开展新生儿保健、婴幼儿及学龄前儿童保健，协助对辖区内托幼机构进行卫生保健指导。

（8）老年保健

指导老年人进行疾病预防和自我保健，进行家庭访视，提供针对性的健康指导。

[①] 吕奕鹏,程帆,张晓琼等.新时期我国基层公共卫生服务发展现况与展望[J].中华全科医学,2022,20(10):1631-1634.

（9）残疾指导

残疾康复指导和康复训练。

（10）计划生育指导

技术咨询指导，发放避孕药具。

（11）协助功能

协助处置辖区内的突发公共卫生事件。

（12）其他

政府卫生行政部门规定的其他公共卫生服务。

2.基本医疗服务

（1）一般常见病、多发病诊疗、护理和诊断明确的慢性病治疗。

（2）社区现场应急救护。

（3）家庭出诊、家庭护理、家庭病床等家庭医疗服务。

（4）转诊服务。

（5）康复医疗服务。

（6）政府卫生行政部门批准的其他适宜医疗服务。

（三）社区卫生服务工作方法

1.机构内服务

在社区卫生服务中心（站）为居民提供卫生服务。其中门诊服务是最主要的社区卫生服务方式，以提供基本卫生服务为主。此外，社区卫生服务机构还可提供日间住院/日间照顾服务，包括"护理院"和"托老"等服务。部分有条件的社区卫生服务机构可提供临终关怀服务及姑息医学照顾。

2.上门服务

包括主动上门服务和被动上门服务。主动上门服务一般是根据预防保健工作、随访工作或保健合同要求进行的服务，如产后访视。被动上门服务是应居民的要求上门，如出诊、提供家庭病床和家庭护理。

3.急诊、急救服务

社区卫生服务机构能够提供社区现场应急救护、院前急救，及时高效地帮助患者协调利用当地急救网系统。

4.社区责任医师制

由一名或数名社区卫生服务人员，为一个或数个固定的居民小区提供公共卫生服务或基本医疗服务。

5.电话、网络咨询服务

通过电话、网络咨询服务，为居民提供健康指导和心理咨询等服务。

6.双向转诊服务

在社区卫生服务机构与综合性医院或专科医院建立稳定、畅通的双向转诊关系的基础上，可帮助患者选择上级医生或医院并提供转诊服务。由社区卫生服务机构转向综合医院或专科医院的多为诊断不明确的患者、治疗效果欠佳的患者、疑难重症患者；而诊断明确可在社区进行治疗的患者、康复患者、随访观察的患者可由综合医院或专科医院转向社区卫生服务机构。通过双向转诊，实现"小病在社区，大病到医院，康复回社区"的目标。

（四）农村基层卫生服务组织体系功能

1.农村基本医疗服务组织体系

（1）县医院

县医院是全县医疗服务中心和医疗技术教育指导中心，是农村三级医疗预防保健网的龙头。基本医疗服务任务主要包括：①开展农村常见病、多发病和一般疑难危重患者的诊疗与抢救。②指导乡镇卫生院和村卫生室医务人员开展医疗服务和进行业务培训。③引进、推广各种医疗服务新技术，开展以基层医疗保健为主的科研活动。④协助区域内公共卫生、妇幼保健、计划生育等部门开展相关技术指导。

（2）乡镇卫生院

乡镇卫生院处于农村三级医疗预防保健网的中间层次，是连接县医院与村卫生室的枢纽。基本医疗服务任务主要包括：①承担辖区内居民常见病、多发病的门诊、住院诊治任务，进行急、重、危患者的救护，并组织转诊。②向群众普及急救知识与技术。③开展辖区内的康复医疗、精神卫生服务、慢性非传染性疾病的人群防治工作。

（3）村卫生室

村卫生室是农村三级医疗预防保健网的网底，是实现农村初级卫生保健的最基层组织，是农村居民在利用基层医疗服务时最先接触到的组织。基本医疗服务任务主要包括：

①开展诊治常见病、多发病服务。②承担危重患者的初级救护与转诊。

2.农村公共卫生服务组织体系

（1）县公共卫生机构

县公共卫生机构主要包括：①疾病预防控制中心，主要承担区域范围内传染病、地方病、慢性病监控和计划免疫预防管理。②卫生监督所，依法开展卫生行政执法，承担卫生行政许可工作的具体核准。③妇幼保健机构，依据《中华人民共和国母婴保健法》实施妇女保健和儿童保健。

（2）乡镇卫生院

乡镇卫生院提供的公共卫生服务主要包括：①辖区内疾病控制工作，包括计划免疫及传染病、寄生虫病与地方病防治，在县疾病预防控制中心的指导下，实施公共卫生管理工作。②在县妇幼保健所指导下，开展妇女、婴幼儿多发病的普查普治，开展孕产妇和儿童系统保健，推广科学接生等工作。③开展计划生育手术和技术指导工作。④开展健康教育，针对危害辖区内人群健康的因素，普及卫生知识，提高人群的自我保健能力和整体健康水平。

（3）村卫生室

村卫生室负责的公共卫生服务包括：①在上级卫生管理部门和业务机构的领导下，开展初级卫生保健工作。②承担或协助做好计划免疫任务和传染病、地方病防治管理。③开展妇幼保健服务和系统管理。④开展爱国卫生运动，进行健康教育。⑤开展计划生育技术指导工作。

（五）农村基层卫生组织服务模式

1.医防合一模式

医疗、预防及保健均由乡镇卫生院承担，同时承担同级政府部门委托的部分行政管理职能，经济独立核算。这种模式经费由政府全额或差额拨款，统筹利用乡镇卫生资源，减少了运行成本，大部分地区目前仍在沿用。

2.医防分设模式

将预防保健工作从卫生院分离出来，单独成立防保所或卫生服务中心（站），承担卫生保健、委托的卫生监督等任务。由于有专门的机构、经费和人员，职能定位明确，经费专款专用，预防保健服务得到了保证。

3.依院设所，相对独立模式

这是对医防合一模式的改革，即"一套班子、两块牌子"。防保所在行政上和经济上接受卫生院管理，财政上实行定额补助，独立核算。承担辖区的预防保健和公共卫生服务工作。这种模式强化了防保工作，"以医养防"转化为"以医补防"，有利于促进医疗与防保协调发展。

4.县乡垂直管理模式

由县卫生健康委员会或县级预防保健机构选定人员派驻乡镇卫生院，或在乡镇设立派出机构，长年从事乡、村防保工作，工作经费、工资报酬由县卫生健康委拨付，形成上下垂直管理的卫生服务系统。这种模式加强了上下联系，提高了预防保健工作效率。但由于条块分割，在业务管理和部门间的统筹协调方面有难度。

5.政府购买模式

这是由符合条件的公办或民营医疗机构提供预防保健服务，政府依据其卫生服务的考核情况实行购买服务。这种模式引入了市场竞争机制，有助于在农村有限的卫生资源下，在一定程度上促进农村卫生服务的高质量和广覆盖。

第二节　基层卫生服务体系管理

一、城市基层卫生服务管理

（一）机构设置规划与管理

社区卫生服务中心原则上要按街道办事处范围设置，以政府举办为主。区（市、县）政府卫生行政部门根据服务人口、地理分布等，对街道社区卫生服务机构的设置进行规划调整，实现社区卫生机构对社区居民的全覆盖。政府举办的一级医院和街道卫生院应转型为社区卫生服务机构；政府举办的部分二级医院和有条件的国有企事业单位所属基层医疗机构通过结构和功能改造，可转型为社区卫生服务机构。

（二）服务管理

社区卫生服务机构执业，须严格遵守国家有关法律法规、规章和技术规范，加强对医务人员的教育，实施全面质量管理，预防服务差错和事故，确保服务安全。根据政府卫生行政部门规定，履行提供社区公共卫生服务和基本医疗服务的职能。社区卫生服务是融预防、医疗、保健、康复、健康教育、计划生育技术指导为一体的，有效、经济、方便、综合、连续的基层卫生服务。服务对象以确定的社区、家庭和居民为主。

（三）人员的准入与执业管理

社区卫生服务机构的专业技术人员准入管理遵循国家的准入规定，社区全科医生的准入遵循《国务院关于建立全科医生制度的指导意见》，即：注册全科医生必须经过 3 年全科医生规范化培养取得合格证书，并通过国家医师资格考试取得医师资格。

二、农村基层卫生服务管理

（一）机构设置规划与管理

县级人民政府卫生行政部门要依据 2022 年 5 月 1 日起实施的《医疗机构管理条例》的有关规定，按照农村三级卫生服务网的功能要求，充分考虑区域内卫生资源、人口数量、自然和交通等因素，因地制宜、合理规划农村卫生机构的布局。在整合现有卫生资源的基础上，按照建设标准，以改、扩建为主，填平补齐，确定建设项目。省级人民政府对县、乡、村三级卫生服务网络建设做出整体规划，在中央的支持下，以地方政府为主，有重点地逐年实施完成。

（二）服务管理

要转变服务模式，以健康管理为中心，开展主动服务和上门服务，逐步组建全科医生团队，向当地居民提供连续性服务，加强对农村居民的健康管理。建立健全乡镇卫生院和村卫生室的规章制度和业务技术流程，严格规范诊疗行为，做到规范服务，记录完整。加强服务质量管理，采取积极措施，预防医疗差错和事故，确保医疗安全。要积极推动乡镇卫生院和村卫生室使用适宜技术、适宜设备和基本药物。乡镇卫生院和村卫生室要按照要求，为农村居民提供规范的国家基本公共卫生服务，协助专业机构落实重大公共卫生项目。[①]

（三）人员的准入与执业管理

乡镇卫生院和村卫生室卫生技术人员执业应当达到《中华人民共和国执业医师法》（以下简称《执业医师法》）和《乡村医生从业管理条例》规定的条件。新进入村卫生室的人员应当具备执业助理医师及以上资格，对暂时达不到这一要求的村卫生室人员，按照《乡村医生从业管理条例》有关要求，由省（自治区、直辖市）人民政府根据实际需要制定具体办法。按照《执业医师法》和《乡村医生从业管理条例》等有关法律法规，不断加强对乡镇卫生院和村卫生室卫生人员的执业准入管理。从事医疗、护理、公共卫生等卫生专业技术人员必须经卫生行政部门注册并在规定的范围内执业。乡镇卫生院和村卫生室人员实行聘用制，要建立能进能出的人力资源管理制度。选择具有一定管理水平和专业素质的人员担任乡镇卫生院院长和村卫生室负责人。

第三节　基层卫生服务体系改革与发展

为了更好地实现基层医疗卫生机构的功能，我国的基层卫生服务能力还需要进一步加强，也需要进一步明确我国基层卫生服务的发展方向。

一、完善城乡医疗服务体系

明确我国基层医疗机构功能定位。完善以社区卫生服务机构为基础的城市医疗卫生服务体系，建立城市医院与社区卫生服务机构的分工协作机制；进一步健全以县级医院

[①] 高婷婷,聂慧,冀莎莎等.我国基层慢病管理策略探讨[J].中国公共卫生管理,2023,39(05):710-713.

为龙头，乡镇卫生院和村卫生室为基础的农村医疗服务网络。

二、加快完善分级诊疗体系

按照城市网格化布局管理，组建由三级公立医院或代表辖区医疗水平的医院牵头，若干医院、基层医疗卫生机构、公共卫生机构构成紧密型城市医疗集团。按照县乡一体化、乡村一体化原则积极发展紧密型县域医共体，县级医院重点加强专科能力建设，强化城市三级医院对县级医院的对口帮扶，加强县级医院与公共卫生机构的分工协作与业务协同，加强对乡镇卫生院、村卫生室的技术指导。整合区域内现有医疗资源，促进医疗机构检查检验结果互认。支持康复医院、护理院、护理站（以下统称"接续性医疗机构"）发展，鼓励医疗资源丰富地区的部分二级医院转型为接续性医疗机构，加大区域内服务协同，扩大康复、护理、安宁疗护等接续性服务供给。

三、加强基层医疗卫生信息化建设

推进医共体内县级医疗机构和基层医疗卫生机构信息系统融合，实现对医疗服务、公共卫生服务、财政管理、人事管理和绩效管理等的技术支撑。依托区域全民健康信息平台，推进医疗卫生信息共享，提升医疗卫生机构协同服务水平和政府监管水平。发展远程医疗服务，以县级医疗机构为纽带，向下辐射有条件的乡镇卫生院和村卫生室，向上与城市三级医院远程医疗系统对接。[①]强化信息化的支撑作用，切实落实医院、基层医疗卫生机构信息化建设标准与规范，推动人工智能、大数据、云计算、5G、物联网等新兴信息技术与医疗服务深度融合，推进智慧医院建设和医院信息化、标准化建设，大力发展并规范远程医疗和互联网医疗。

四、加强基层医疗卫生人才队伍建设

加强以全科医生为重点的基层医疗卫生人才建设是提高基层服务能力的关键。全科

① 田有功.基层医院公共卫生管理功能分析和策略探讨[J].医学食疗与健康,2022,20(07):190-193.

医生提供的服务主要以基层卫生服务需求为导向。他们需要掌握不同年龄以及不同性别人群的健康问题，因而其所服务的内容涉及内、外、妇、儿等临床医学，也包括社会医学、预防医学等领域，从而实现促进人群健康的目标。一方面，加强全科医生的培养，依托住院医师规范化培训基地对医科毕业生开展全科医师规范化培训，对现有的基层执业医师进行转岗培训。另一方面，通过远程教育、医药卫生行业协会等平台，对基层医疗卫生人员进行继续教育，建立定期的进修学习制度等，来提升基层医疗卫生机构全科医生的数量和质量。[①]

五、深化医养结合

鼓励社区卫生服务机构与养老服务机构开展多种形式的合作，加强与相关部门的协作配合，协同推进医养结合服务模式。加强二级及以上综合医院设置老年医学科，鼓励有条件的二级及以上中医医院设置老年病科，引导部分一、二级公立医疗机构转型为长期护理机构。探索社区卫生服务机构、乡镇卫生院建设社区（乡镇）医养结合服务设施，养老机构周边医院开设老年医学科，开展多种形式的医养结合服务，做好老年病诊疗相关工作。

[①] 张世瑶.基层卫生人才培养初探[J].科技风,2023,(05):142-144.

第十章　卫生应急管理

第一节　卫生应急管理概述

一、卫生应急管理相关概念

（一）突发事件和突发公共卫生事件

1.突发事件

突发事件是指突然发生，造成或者可能造成严重社会危害，需要采取应急处置措施予以应对的自然灾害、事故灾难、公共卫生事件和社会安全事件。我国按照社会危害程度、影响范围等因素把突发事件分为特别重大、重大、较大和一般四级。

2.突发公共卫生事件

突发公共卫生事件是指突然发生，造成或者可能造成社会公众健康严重损害的重大传染病疫情、群体性不明原因疾病、重大食物和职业中毒，以及其他严重影响公众健康的事件。突发公共卫生事件具有突然性、破坏性、复杂性和不可预测性的特点，及时甄别、有效管控、科学处理关系到人民的生命安全与社会稳定。根据其性质、危害程度、涉及范围，突发公共卫生事件划分为特别重大（Ⅰ级）、重大（Ⅱ级）、较大（Ⅲ级）和一般（Ⅱ级）四级，依次用红色、橙色、黄色、蓝色进行预警标识。[①]

[①] 张建慧.突发公共卫生事件应急管理问题研究[J].大陆桥视野,2023,(08):96-98.

二、卫生应急管理的内容

在我国，卫生应急管理工作起步较晚，其内容正在不断完善中。卫生应急管理的内容可以从不同的角度来解析。

（一）管理要素

从管理要素上看，卫生应急管理包括了人、财、物、技术和信息等管理。人员管理包括对卫生应急专业队伍、卫生应急专家队伍及其他人员的管理。资金管理指对来源于不同途径的卫生应急资金进行管理，是政府财政部门的一项重要管理内容。卫生应急物资管理主要涉及应急物资的储备、调用和耗损管理。卫生信息管理指在卫生应急的整个工作中，对于突发公共卫生事件发生、发展和处置的全过程信息的收集、报告、分析和利用，信息管理是应急工作得以顺利开展的关键。

（二）管理体系

我国公共卫生应急管理体系建设始于 2003 年的 SARS，后又历经抗击 H1N1 流感、H7N9 流感、埃博拉、新型冠状病毒感染等多次重大疫情经验，为保障我国人民群众的生命安全发挥了重要作用。在我国，应急管理的主要内容是围绕"一案三制"来进行的。应急管理的"一案三制"体系是具有中国特色的应急管理体系。

（三）管理程序与主要任务

从管理程序上看，卫生应急管理的内容涉及了从卫生应急组织与规划管理直至应急处置后的卫生应急评估管理。

1.预防与准备管理

该阶段主要任务是从根本上进行风险管理，努力将导致突发事件的风险降低到最小。开展的活动包括：建立和完善应对突发公共卫生事件的组织领导体系和管理运行机制，明确不同层级应急管理部门和卫生健康部门的职责；向公众普及公共卫生应急管理知识和技能，提高公众在突发疫情下的自救能力；以应急预案为核心，做好应对突发公共卫生事件的演练以及相应的物资储备与人员培训；建立和维护公共卫生事件的监控与信息管理系统。

2.响应与处置管理

该阶段主要任务包括：按照应急预案和应急响应程序，组织应急响应工作，包括突发事件的初步处理、病例的隔离、疫情的控制和防范等；应急指挥领导协调体制的快速组建与高效运行；对感染者的医疗救治及其医疗费用负担的化解机制；迅速开展现场流行病学调查和评估，发现突发事件原因并对事件发展态势做出预测和判断；疫情信息的收集、交流与发布机制；人员与物资的集结、调配与运输机制等。

3.恢复与重建管理

在善后与恢复阶段，通过对受损地区、组织和单位的恢复和重建工作，帮助组织逐步恢复自我修复能力。主要任务包括：对患者长期健康状况的监测和并发症医疗费用的分担机制；对参与救援人员经济和健康损失的补偿与褒奖机制；恢复经济社会运行的其他各项支持性政策（包括财政货币政策、税收减免政策、就业政策等）；对应急响应工作进行评估和总结，提高卫生应急管理的水平和能力。

三、卫生应急管理的基本原则

（一）预防为主，常备不懈

提高全社会对突发公共卫生事件的防范意识，落实各项防范措施，做好人员、技术、物资和设备的应急储备工作。对各类可能引发突发公共卫生事件的情况，要及时进行分析、预警，做到早发现、早报告、早处理。

（二）统一领导，分级负责

根据突发公共卫生事件的范围、性质和危害程度，对突发公共卫生事件实行分级管理。各级人民政府负责突发公共卫生事件应急处理的统一领导和指挥，各有关部门按照预案规定，在各自的职责范围内做好突发公共卫生事件应急处理的有关工作。

（三）依法规范，措施果断

地方各级人民政府和卫生行政部门要按照相关法律法规和规章的规定，完善突发公共卫生事件应急体系，建立健全系统、规范的突发公共卫生事件应急处理工作制度，对突发公共卫生事件和可能发生的公共卫生事件做出快速反应，及时、有效地开展监测、报告和处理工作。

（四）依靠科学，加强合作

突发公共卫生事件应急工作要充分尊重和依靠科学，要重视开展防范和处理突发公共卫生事件的科研和培训，为突发公共卫生事件应急处理提供科技保障。各有关部门和单位要通力合作、资源共享，有效应对突发公共卫生事件。要广泛组织、动员公众参与突发公共卫生事件的应急处理。

第二节　卫生应急管理法制、体制、机制

一、卫生应急管理法制

2003年"非典"发生后，国务院正式发布《突发公共卫生事件应急条例》，总结了非典疫情防控的经验和教训，成为我国公共卫生应急管理制度体系建设的历史转折点，把突发公共卫生事件的处理纳入法制轨道。根据我国国情，并有利于与国际接轨，2004年全国人大常委会修订颁行的《中华人民共和国传染病防治法》，从多方面对传染病防治进行了重要补充和修改。2007年8月，全国人大常委会通过了《中华人民共和国突发事件应对法》，标志着突发事件应对工作全面纳入法制化轨道。2019年12月28日，第十三届全国人民代表大会常务委员会第十五次会议通过《中华人民共和国基本医疗卫生与健康促进法》，为国家建立健全突发事件卫生应急体系和传染病防控制度提供了强有力的法律保障。从总体上说，我国卫生应急法律体系已初步形成。

二、卫生应急管理体制

（一）卫生应急管理体制的概念

应急管理体制是规定国家机关、企事业单位面对危机时在各自方面的管理范围、权限职责、利益及其相互关系的准则，它的核心是管理机构的设置，它的强弱直接影响到管理的效率和效能，关系到整个应急反应系统功能能否有效发挥。

（二）卫生应急管理的组织体系

卫生应急管理的组织体系有广义和狭义之分。广义的组织体系包括了政府及卫生应急相关机构、社会组织、人民群众和国际社会广泛参与的应急管理体系。狭义的组织体系仅指政府及卫生应急相关机构组成的应急管理指挥机构、日常管理和工作机构、专家咨询机构及专业技术机构。我们在此讨论狭义的卫生应急管理组织体系。

1.卫生应急管理指挥机构

突发公共卫生事件应急指挥中心是公共卫生应急指挥体系的核心，承担着卫生应急指挥的重任。在处置卫生应急事件时，应急指挥中心需要为参与指挥的领导与专家准备指挥工作场所，提供多种方式的通信与信息服务，监测并分析预测事件进展，为决策提供依据和支持。2018年，国务院机构改革后成立应急管理部，作为国务院组成部分，负责组织编制国家应急总体预案和规划，指导各地区各部门应对突发事件工作，推动应急预案体系建设和预案演练，标志着我国应急管理工作进入一个新的发展阶段。国务院作为应对突发公共卫生事件的领导机构，根据突发公共卫生事件的严重程度，统一组织和协调财政、卫生、民政、金融等部门，有效开展突发公共卫生事件的应急处理工作，是处理和应对突发公共卫生事件的最高行动指挥机构。

2.卫生应急日常管理机构

各级卫生行政部门负责本辖区内突发公共卫生事件的应急管理工作，其内设的卫生应急工作机构承担突发公共卫生事件应急处置的日常管理和组织协调工作，其他相关机构在各自的职责范围内配合做好卫生应急管理工作。我国的省（自治区、直辖市）参照国家应对突发公共卫生事件管理体系，分别设立本级政府领导下的应对突发公共卫生事件指挥部，统一指挥本地区的疫情防控、交通运输、医疗救治、物资保障等工作，保障本地区应急管理工作的统一领导和有序开展。市、县级作为应对突发公共卫生事件的主要执行者，要在本地区政府的统一领导下，执行上级政府下达的命令，同时开展应对突发公共卫生事件的具体工作，保证中央政府的命令和政策能够贯彻执行。[①]

3.专家咨询委员会

各级卫生行政部门应组建相应的突发公共卫生事件专家咨询委员会。委员由相关领域中具有实践经验的专家组成，委员在突发公共卫生事件中发挥决策、咨询和参谋作用。专家咨询委员会负责对突发公共卫生事件的分级及相应的控制措施提出建议；对突发公共卫生事件应急准备提出建议；参与制定、修订突发公共卫生事件应急预案和技术方案；对突发公共卫生事件应急处置提供技术指导，必要时参加现场应急处置工作；对突发公共卫生事件应急响应的终止、后期评估提出咨询意见；承担同级突发公共卫生事件应急处理指挥部（机构）及日常管理机构交办的其他工作。

4.卫生应急专业技术机构

卫生应急专业技术机构包括医疗救治机构、疾病预防控制机构、卫生监督机构、医学科研教学机构和采供血机构等。

三、卫生应急管理机制

（一）卫生应急管理机制的概念

卫生应急管理机制，是在应对突发公共卫生事件的全过程中所采用的管理机制，即在应对影响公众健康的突发公共事件的全过程中（含事前、事发、事中、事后），建立的一整套监测、预防、控制和快速应对的工作制度和运行机制。

（二）我国卫生应急管理机制的主要内容

1.监测预警机制

监测机制在运行中包括了制订监测计划、建立完善监测网络和开展监测。各级卫生行政部门依据有关突发公共卫生事件应急处置法律法规及技术文件，针对不同类别的突

[①] 田贝贝.应急护理预案管理模式在医院突发公共卫生事件处置中的应用[J].现代养生,2023,23(16):1253-1255.

发公共卫生事件，组织相关专业的专家制定适用于本地的各项监测计划和方案。在预警机制中，对于预警事件、预警级别和预警指标、预警信息的发布、预警实施等都有规范性的规定。

2.信息报告与发布机制

国家建立突发事件应急报告制度。国务院卫生行政主管部门制定突发事件应急报告规范，建立重大、紧急疫情信息报告系统。国家建立突发事件举报制度，公布统一的突发事件报告、举报电话。国务院卫生行政主管部门负责向社会发布突发事件的信息，必要时，可以授权省、自治区、直辖市人民政府卫生行政主管部门向社会发布本行政区域内突发事件的信息。信息发布应当及时、准确、全面。发布内容要按照相关法律法规、规章、预案的规定执行。发布可采取网络、新闻媒体等多种形式。

3.指挥和决策机制

突发公共卫生事件发生后，国务院设立全国突发事件应急处理指挥部，由国务院有关部门和军队有关部门组成，国务院主管领导人担任总指挥，负责对全国突发事件应急处理的统一领导、统一指挥。省、自治区、直辖市人民政府成立地方突发事件应急处理指挥部，省、自治区、直辖市人民政府主要领导人担任总指挥，负责领导、指挥本行政区域内突发事件应急处理工作。并设立专家咨询等科学决策机制，确保重大决策正确、处置得当。

4.组织协调机制

突发公共卫生事件的处置，需要卫生计生委牵头多个相关政府部门共同参与。组织协调机制具体包含了信息通报与交换机制，各级卫生行政部门要建立部门间的信息交换机制。

5.应急响应机制

突发公共卫生事件发生后，各级卫生行政部门要在当地政府的统一领导下，根据预案的规定和分级响应的原则，立即组织卫生应急专业队伍，迅速开展应急处置工作。根据突发公共卫生事件的四个级别，响应等级一般由低（四级）到高（一级）递进，做出分级的依据是事件的规模、应急资源的保障、危害程度、可控性，是否对事件发生地以外的地方造成风险等。当出现严重态势时，也可直接越级，以快速反应提高处置实效为原则。

6.社会动员机制

国家建立有效的社会动员机制，增强全民的公共安全和防范风险意识，提高全社会的避险救助能力。要充分发挥各类群众团体等民间组织、基层组织在预防、救援、恢复重建等方面的作用。

7.应急保障机制

应急保障机制包括了物资与经费保障、技术保障、通信与交通保障、法律保障等内容。

8.国际交流与合作机制

在卫生应急工作中，要建立突发公共卫生事件的国际、国内交流合作机制，规范国际合作的归口管理。

9.责任追究和奖励机制

建立起明确的奖励机制和责任追究机制，如县级以上各级人民政府及其卫生行政主管部门，应当对参加突发事件应急处理的医疗卫生人员，给予适当补助和保健津贴；对参加突发事件应急处理做出贡献的人员，给予表彰和奖励；对未依照规定履行报告职责，对突发事件隐瞒、缓报、谎报或者授意他人隐瞒、缓报、谎报的，对政府主要领导人及其卫生行政主管部门主要负责人，依法给予降级或者撤职的行政处分等。

10.恢复重建机制

突发公共卫生事件应急处置工作结束后，履行统一领导职责的人民政府应当立即组织对突发事件造成的损失进行评估，组织受影响地区尽快恢复生产、生活、工作和社会秩序，制订恢复重建计划，并向上一级人民政府报告。灾后恢复重建要与防灾减灾相结合，坚持统一领导、科学规划、加快实施。健全社会捐助和对口支援等社会动员机制，动员社会力量参与重大灾害应急救助和灾后恢复重建。

第三节　卫生应急管理过程与基本理论

一、卫生应急管理过程理论基础

卫生应急管理过程是指为准备、应对和从突发卫生事件或危机中恢复而采取的步骤和程序。根据突发公共卫生事件的周期性特点，国内外学者提出了不同的应急管理过程理论及相关模型。其中包括努纳梅克三阶段模型，将应急管理全过程划分为危机前、危机中、危机后三个阶段；罗伯特·希斯提出的4R模型；以及美国州长协会开发的预防（prevention）、准备（preparation）、响应（response）和恢复（recovery）模式，即PPRR模式等。[①]

二、PPRR 模式及以其为基础的卫生应急流程

PPRR 模式，即预防（prevention）、准备（preparation）、响应（response）和恢复（recovery）模式，是一种用于减少灾害风险和应急管理的方法，概述了灾害周期的各个阶段。该模式也被称为"综合框架"，旨在产生一种减少灾害风险和应急管理的综合方法。该模型于1978年由美国州长协会开发，此后它得到了广泛的国际认可，并经常被视为全球应急管理实践的基础。该模式的引入是为了扩大应急管理的范围，包括灾前和灾后阶段，而不仅仅是"响应"阶段。[②]

1.预防阶段

这一阶段的重点是防止紧急情况的发生或减少其发生的可能性。这涉及日常管理工作中注重危机意识的培养，让危机意识深深地根植于组织的文化之中；还包括风险评估、风险识别和缓解活动等措施。

---

① 李敏,纪刘岩,王筱婷.PDCA 循环视角下公立医院公共卫生应急管理能力提升策略研究[J].现代医院,2023,23(12):1898-1901.
② 梁浩.现代社会治理在公共卫生应急管理中的应用[J].辽宁经济职业技术学院.辽宁经济管理干部学院学报,2023,(05):22-24.

2.准备阶段

准备阶段的重点是计划、培训和准备应对紧急情况。这包括制订应急计划，进行演习和演练，以及储备必要的资源和设备。在实际工作中需从五个方面构建危机管理体系：（1）科学的危机预警系统。（2）完善的危机应对计划和预案。（3）定期的培训和演练。（4）充足的后勤保障。（5）畅通的沟通网络。

3.响应阶段

响应阶段包括启动应急计划和应对紧急情况。这包括动员应急响应人员，协调响应活动，并与公众沟通。

4.恢复阶段

危机过后，人们需采取一系列积极有效的措施来弥补危机造成的损害。恢复阶段的重点是恢复基本服务和基础设施，向受影响的个人和社区提供援助，并评估反应，以确定所吸取的教训和需要改进的地方。该阶段既是危机管理的最后步骤，也是新一轮危机管理的起点。

第四节 卫生应急预案体系

一、卫生应急预案的概念

卫生应急预案，是我国突发公共事件总体应急预案的组成部分之一，指针对可能发生的突发公共卫生事件，为迅速、有序地开展卫生处置工作而预先制订的一整套行动计划。应急预案是应对突发公共卫生事件的原则性方案，它提供了突发公共卫生事件处置的基本规则，是突发公共卫生事件应急响应的操作指南。

二、卫生应急预案体系建设的目的与作用

卫生应急预案应形成体系，针对各级各类可能发生的公共卫生事件制定专项应急预案和现场应急处置方案。卫生应急预案体系建设是我国突发公共事件应急机制建设的重要组成部分，是加强突发事件预警预测能力的基石，也是提高突发公共事件应急处置能力的重要保障。其建设的目的是有效预防、及时控制和消除突发公共卫生事件及其危害，指导和规范各类突发公共卫生事件的应急处理工作，最大限度地减少突发公共卫生事件对公众健康造成的危害，保障公众身心健康与生命安全。

建立覆盖全国各地区、各行业、各单位的卫生应急预案体系，在应对突发事件的过程中发挥着极为重要的作用。一是预案体系的建设可以科学规范突发事件应对处置工作。明确各级政府各个部门及各个组织在应急体系中的职能，以便形成精简、统一、高效和协调的突发事件应急处置体制机制。二是可以合理配置应对突发事件的相关资源。通过事先合理规划、储备和管理各类应急资源，在突发事件发生时，按照预案明确的程序，保证资源尽快投入使用。三是可以提高应急决策的科学性和时效性。突发事件的紧迫性、信息不对称性和资源有限性要求快速做出应急决策，预案为准确研判突发事件的规模、性质、程度并合理决策应对措施提供了科学的思路和方法，从而减轻其危害程度。[①]

三、卫生应急预案体系的构成

按照《国家突发公共事件总体应急预案》的规定，国家应急预案体系分国家总体应急预案、国家专项应急预案、国家部门应急预案、地方应急预案、企事业单位应急预案、重大活动应急预案六个层次。根据国家突发公共事件总体应急预案规制的体系框架，我国突发公共卫生事件应急预案体系主要以《国家突发公共卫生事件应急预案》和《国家突发公共事件医疗卫生救援应急预案》两个专项应急预案为主体，涵盖单项应急预案、部门应急预案、地方应急预案、企事业单位应急预案、重大活动应急预案等。

[①]卢丹.突发公共卫生事件应急管理水平提升措施[J].中国城乡企业卫生,2023,38(12):226-228.

（一）《国家突发公共卫生事件应急预案》

适用于突然发生，造成或者可能造成社会公众身心健康严重损害的重大传染病、群体性不明原因疾病、重大食物和职业中毒及因自然灾害事故灾难或社会安全等事件引起的严重影响公众身心健康的公共卫生事件的应急处理工作。该预案是全国突发公共卫生事件应急预案体系的总纲之一，是指导预防和处置各类突发公共卫生事件的规范性文件。

（二）《国家突发公共事件医疗卫生救援应急预案》

适用于突发公共事件所导致的人员伤亡、健康危害的医疗卫生救援工作。该预案也是全国突发公共卫生事件应急预案体系的总纲之一，是指导预防和处置各类突发公共事件医疗卫生救援工作的规范性文件。

（三）单项应急预案

是针对不同类型的突发公共卫生事件应急工作的实际需要，由医疗卫生部门制定的预案，包含了自然灾害类、事故灾难类、传染病类、中毒事件类、恐怖事件类等突发公共卫生事件单项预案。如：自然灾害类的《全国救灾防病预案》《全国抗旱救灾防病预案》《高温中暑事件卫生应急预案》；事故灾难类的《卫生部核事故和辐射事故卫生应急预案》；传染病类的《国家鼠疫控制应急预案》《人感染高致病性禽流感应急预案》等；中毒事件类的《非职业性一氧化碳中毒事件应急预案》《卫生部突发中毒事件卫生应急预案》等；恐怖事件类的《卫生部处置核和辐射恐怖袭击事件医学应急预案》。

（四）部门应急预案

如《铁路突发公共卫生事件应急预案》《突发公共卫生事件民用航空应急控制预案》等。

国务院卫生行政主管部门是国家突发公共卫生事件应急预案体系的管理机构，国家卫生健康委卫生应急办公室作为全国突发公共卫生事件应急处理的日常管理机构，具体负责国家突发公共卫生事件应急预案体系的建立，各项预案的制定、更新和修订；地方各级人民政府卫生行政主管部门是各地突发公共卫生事件应急预案的管理机构，负责本地突发公共卫生事件应急预案的制定、更新和修订。国家突发公共卫生事件应急预案体系中的专项预案和部门预案需由国务院批准后颁布和实施，各单项预案需交相关部委审定后发布和实施；各级人民政府批准实施本地突发公共卫生事件应急预案。国务院和地方各级人民政府卫生行政主管部门负责应急预案实施的培训工作，并根据突发公共卫生事件形势的变化及实施中发现的问题，及时向本级人民政府提出更新、修订和补充的建议。

参 考 文 献

[1]蔡小波,庞晓媚,邱泉等.基于公共健康的开发控制研究[J].南方建筑,2022(1):34-40.

[2]陈凯,柏云.精细化管理在医院后勤设备管理中的实施路径研究[J].中国设备工程,2023(24):80-82.

[3]陈安民.现代医院核心管理[M].北京：人民卫生出版社,2015.

[4]冯川钧，黄丹丹，程博.中国高等医学教育发展概述[M].成都：四川大学出版社,2019.

[5]高婷婷,聂慧,冀莎莎等.我国基层慢病管理策略探讨[J].中国公共卫生管理,2023,39(5):710-713.

[6]高源.卫生事业管理专业人才培养的现状分析及规划建议[J].现代营销(经营版),2020(5):28-29.

[7]谷艳敏.基层医疗卫生机构基本公共卫生服务资金管理优化对策研究[J].质量与市场,2022(20):91-93.

[8]黄棉东.基层医疗卫生机构内部控制管理探析[J].中国管理信息化,2021,24(24):7-8.

[9]蒋桔红,朱仲鑫.医疗健康大数据在我国基本公共卫生服务慢病管理中的应用[J].中医药管理杂志,2022,30(14):211-213.

[10]蒋露,雷光和.基于公共卫生服务的慢性病健康管理效果评估研究[J].广东医科大学学报,2023,41(02):164-168.

[11]罗中华,徐金菊.现代医院管理学[M].北京：中国中医药出版社有限公司,2023.

[12]李为民.现代医院管理：理论、方法与实践[M].北京：人民卫生出版社，2019.

[13]李敏,纪刘岩,王筱婷.PDCA 循环视角下公立医院公共卫生应急管理能力提升策略研究[J].现代医院,2023,23(12):1898-1901.

[14]卢丹.突发公共卫生事件应急管理水平提升措施[J].中国城乡企业卫生,2023,38(12):226-228.

[15]梁浩.现代社会治理在公共卫生应急管理中的应用[J].辽宁经济职业技术学院.辽宁经济管理干部学院学报,2023(05):22-24.

[16]刘芳,杨威,门方勇.生态文明视域下医院后勤管理模式创新要点分析[J].中国医院,2023,27(11):98-100.

[17]吕奕鹏,程帆,张晓琼等.新时期我国基层公共卫生服务发展现况与展望[J].中华全科医学,2022,20(10):1631-1634.

[18]栗晓坤,冯富强,向军霞等.公立医院运营管理模式的研究进展[J].全科护理,2023,21(36):5114-5117.

[19]马月霞,代宝珍.从健康管理走向健康治理:基本医疗保险与公共卫生服务体系协同发展路径研究[J].中国农村卫生事业管理,2023,43(02):78-84.

[20]乔学斌,王长青.卫生管理学[M].北京:中国中医药出版社有限公司,2023.

[21]沈崇德.医院智慧后勤规划策略研究[J].中国卫生信息管理杂志,2021,18(02):175-179.

[22]田惠光,张建宁.健康管理与慢病防控[M].北京:人民卫生出版社,2017.

[23]田贝贝.应急护理预案管理模式在医院突发公共卫生事件处置中的应用[J].现代养生,2023,23(16):1253-1255.

[24]田有功.基层医院公共卫生管理功能分析和策略探讨[J].医学食疗与健康,2022,20(7):190-193.

[25]王昕晔,聂海洋.卫生事业管理理论与实践[M].北京:中国中医药出版社有限公司,2022.

[26]王霄,许文苑,黄蕾.绩效考核在公立医院人力资源管理中的应用[J].四川劳动保障,2023(12):28-29.

[27]杨晓培.老年脑卒中患者居家健康管理实践方案的构建及初步应用[D].合肥:安徽中医药大学,2023.

[28]余洋.人力资源开发视角下医院人事档案管理研究[J].兰台内外,2023(36):66-68.

[29]张建慧.突发公共卫生事件应急管理问题研究[J].大陆桥视野,2023(8):96-98.

[30]张世瑶.基层卫生人才培养初探[J].科技风,2023(5):142-144.